Walther H. Lechler

SO KANN´S MIT MIR NICHT WEITERGEHEN!

WALTHER H. LECHLER

SO KANN´S MIT MIR NICHT WEITERGEHEN!

Neubeginn durch spirituelle Erfahrungen in der Therapie

SANTIAGO VERLAG

© 2010 SANTIAGO VERLAG Joachim Duderstadt e.K.
Asperheide 88 D 47574 Goch
Tel. 02827 5843
Fax: 02827 5842
E-Mail: mail@ santiagoverlag.de
www.santiagoverlag.de

Umschlaggestaltung: Sarah Well, Welldesign Goch
Umschlagillustration: © Daniel Stricker / PIXELIO.

Gesamtherstellung: Buchwerft.de Breitschuh & Kock GmbH, Kiel
Printed in Germany EEC

1. Auflage 2010

ISBN 978-3-937212-39-5

INHALT

ALFRED MEIER

ICH BRAUCHE EIN NEUES PROGRAMM

Im Zeitalter des Computers ist es beinahe selbstverständlich geworden, dass Programme veralten und ein neues Programm auf den Markt kommt, das einfacher, schneller, vielfältiger und bedienungsfreundlicher ist. Als ich 1987 in die von Dr. Walther H. Lechler gegründete und geleitete Klinik in Bad Herrenalb kam, weil ich mir in meinem Leben mit meinen Ängsten und Depressionen nicht mehr zu helfen wusste, da hörte ich das erste Mal vom 12-Schritte-Programm der A-Bewegung (Anonyme Alkoholiker, Emotions Anonymous, Overeaters Anonymous usw.). Zuerst hat es mich massiv gestört, dass hier von einem Programm geredet wird, wo es doch um Genesung gehen soll. Die hat doch zu tun mit durcharbeiten, aufarbeiten, bewältigen von Konflikten und Problemen. Da ist doch jedes Programm fehl am Platz. Von Wachstum zu reden, ja, das wäre für mich verständlich gewesen, von Selbstfindung auf je eigene, ganz persönliche Weise. Aber mich programmieren zu lassen, nein, das wollte ich nicht. Nach und nach begriff ich dann, was es damit auf sich hat. Dazu brachte mich ein erstaunliches Erlebnis.

Alle zwei Wochen waren in dieser Klinik sogenannte Bibelstunden angesagt, gehalten vom Chefarzt. In diesen Bibelstunden ging es, welcher Text auch dran war, immer um mich, um meine Sehnsucht nach Lebendigkeit, nach Liebe, nach Erfüllung, und darum, wie ich mich und wie man mich hindert, dazu zu kommen. Da wurde nicht moralisiert, keine Angst gemacht, nicht verurteilt, da wurde einfach immer wieder festgestellt, wie dumm wir es anstellen mit dem Leben. Wie umständlich wir tun, um ein bisschen geliebt zu werden, und in welcher Fülle dieses andere, ersehnte Leben überall um uns da ist und wir es nur zu nehmen brauchen. Von strotzender Fülle war da die Rede, vom tiefen Geheimnis, das in allem Lebendigen steckt und nur darauf wartet, von uns entdeckt und erlebt zu werden. In jeder echten, tiefen, menschlichen Begegnung, die uns berührt, berührt uns auch dieses Andere, Neue. Darauf weist die Bibel in immer wieder anderen Bildern und Worten hin: Wir sind eingeladen, das Leben in seiner ganzen Weite und Fülle zu ergreifen und unsere ureigene Antwort darauf zu geben. Symptome, Störungen, Leiden an Krankheiten und süchtiges Leben sind einfach eine dumme Antwort, die wir geben. Wer aber dumm ist und sich deswegen nicht verurteilt, sondern zu seiner Dummheit stehen kann, der kann lernen. Er kann lernen, mehr vom Leben zu haben als bisher. Und die Ausstrahlung derer, die schon etwas mehr haben, steckt an, motiviert, auch dorthin zu kommen, trotz allem, was sich querstellt und einen hindern will, trotz Ängsten und Schmerzen.

Selbstverständlich waren es nicht nur diese Bibelstunden, die mir dies nahebrachten. Es war das ganze Umfeld in dieser Klinik, die vom Leiter am liebsten mit Lebensschule bezeichnet wurde, diese warme, annehmende Atmosphäre unter den Gästen, wie wir Patienten genannt wurden und wie wir uns auch bald fühlten. Die aufrichtige, direkte und klare Art, wie da Menschen - Ärzte, Therapeuten, Schwestern und die sogenannten Kranken - miteinander umgingen und umzugehen lernten, war wie das Siegel auf diese Texte und Bilder. Die Verheißungen, Träume, Visionen und Gleichnisse der Bibel deuteten vieles von dem, was ich da erfuhr. Natürlich waren da keine Heiligen, sondern Neurotiker, Verängstigte, Süchtige, die nach Leben und Liebe und Annahme hungerten und dürsteten. Es gelang, mir ein Stück von diesem neuen, anderen Leben zu holen bzw. mich von ihm ergreifen zu lassen, und es misslang auch. Das gehört eben zusammen, und es ist das eine nicht ohne das andere zu haben. Wer dem Misslichen nicht ins Auge sehen will, der bekommt auch vom Schönen und Wohltuenden nichts zu Gesicht. Es tut gut, nicht perfekt sein zu müssen. Von Antoine de Saint-Exupéry stammt der schöne Satz: »Sehnsucht nach Liebe ist Liebe. Und siehe, du bist schon gerettet, wenn du versuchst, der Liebe entgegenzuwandern.« Ich weiß, zwischen versuchen und es dann tatsächlich tun kann ein weiter Weg sein, doch dieser Satz macht mir Mut, es genau auf diese Weise zu tun, wie ich es kann, und die Bilder, das Programm in mir, das mir sagen will: »Nur so ist es richtig« oder »Das kannst, das darfst du nicht«, loszulassen.

Ich lernte im Laufe meines Lebens ein Programm mit dem Inhalt, was ich darf und wie es richtig ist und was nicht zu sein hat. Mit diesem Programm bin ich gescheitert. Es führte mich in Ängste und Depressionen, machte mich längere Zeit arbeitsunfähig. Es zeichnete mich zum psychisch Kranken, der therapiebedürftig wurde. Ich lernte zu sehen, dass dieses Programm überholt und überholungsbedürftig war. In mir erwachte die Sehnsucht nach diesem Neuen, Andern, das man mit Worten kaum richtig zu beschreiben vermag, das aber immer wieder real da und erfahrbar ist.

Ich verstand plötzlich, wieso die Begründer der Anonymen Alkoholiker diese 12 Schritte oder Stufen, die sie in ihrer höllischen Not und auf dem Weg, den sie deshalb einschlugen, ja einschlagen mussten, Programm nannten. Wie das Alte, sie in die Irre Führende ganz tief in ihnen einprogrammiert war, so sollte auch dieses Neue, Andere, Schritt für Schritt Teil von ihnen werden. Ich wusste plötzlich: Ich brauche wirklich ein neues Programm, an dem entlang ich Leben neu leben lernen kann, ebenso wie ich seit meiner Geburt oder noch vorher an den Gegebenheiten des Lebens entlang das alte gelernt hatte. Ich brauchte dazu eine Führung und eine Kraft, die das Alte, das sich in mir festgesetzt hat, aufzulösen, zu verwandeln vermochte. Als ich dann nachlas, was Programm vom Griechischen her heißt, nämlich malen, zeichnen bzw. Festordnung, Spielfolge, da wurde mir dieses 12-Schritte-Programm echt sympathisch. Ja, das brauche ich, so etwas wie eine Festordnung für mein Leben, damit es mir nicht mehr so entgleitet. Mehr soll es ja nicht sein. Aber das will ich gerne annehmen, als Handhabe, diesem Neuen, Anderen auf der Spur zu bleiben und mich auf die ganze Breite von dem, was Leben ist, einzulassen.

Ich freue mich, dieses Buch mit Beiträgen über Erfahrungen und Wege zu einem erfüllenden, lohnenden, heilen Leben aus der Sicht von Ärzten, Psychotherapeuten, einer Psychotherapeutin, einer Theologin sowie Theologen Walther H. Lechler zu widmen als Dank für all sein Wirken als Begründer und Chefarzt der sozio-psychosomatischen Klinik Bad Herrenalb, als Seminarleiter und Vortragender. Er hat sich seit 1971 im als Bad-Herrenalber-Modell bekannt gewordenen Klinik-Konzept intensiv um Zugänge und Verbindungen von lebensbejahender Spiritualität und Therapie bemüht. Vielleicht, hoffentlich bald, findet sein Wirken in der Schweiz ein neues Betätigungsfeld im geplanten Zentrum. In ihm soll neben einer Klinik als zweites und drittes Standbein eine Begegnungsstätte für sinnvolle Ferien, Weekends und so weiter mit der täglichen Möglichkeit, an 12-Schritte-Meetings teilzunehmen, entstehen sowie ein Seminar-Zentrum.

Es hat mir Spaß gemacht, aber auch viel Schweiß und Mühe gekostet, die Bibelstunde über den Besessenen von Gerasa für den Abdruck in diesem Buch zu bearbeiten. Ich danke allen Autorinnen und Autoren, die auf der Grundlage ihrer Erfahrungen und ihres Wissens ihre Texte schrieben und mir zur Verfügung gestellt haben, ganz herzlich und wünsche mir, dass dieses Buch zur Verbreitung »ansteckender Gesundheit« (W. H. Lechler) beitragen kann.

WALTHER H. LECHLER

ES MUSS DOCH ALLES VIEL EINFACHER SEIN

Spiritualität zum Anfassen

Während eines internationalen Seminars in Jackson Hole, Wyoming, für Menschen, die sich gerade aus der tödlichen Umklammerung fundamentalistischer, kirchlicher Vereinigungen zu befreien suchten, erzählten Bruce und Nancy Morgan folgende Geschichte: »In einer einsamen bewaldeten Gegend setzte eines Abends ein fürchterliches Gewitter mit grellen Blitzen und ohrenbetäubenden Donnerschlägen ein. Das ganze Haus schien durch die entfesselten Naturgewalten in seinen Grundfesten zu erbeben. Die Familie war bereits zu Bett gegangen. Der kleine, zarte Sohn John, gerade acht Jahre alt, schreckte jäh aus dem Schlaf, sprang von seinem Lager in dem immer wieder von Blitzen hell erleuchteten Zimmer hoch und entfloh den drohenden, gespensterhaften Schatten, die über die Zimmerdecke huschten. Er rannte voller Panik zum Schlafzimmer der Eltern und kroch dort zitternd unter die große Bettdecke. Er schmiegte sich hilfesuchend an den Vater, klammerte sich an ihn wie ein Ertrinkender und brachte nur einen, in der kleinen Kehle immer wieder erstickenden Schrei hervor. Die Eltern streichelten ihren zitternden Jungen liebevoll und drückten ihn fest an sich. Sie sagten ihm, dass er keine Angst haben müsse, denn Gott, unser himmlischer Vater, der ihn und sie alle liebe, werde nicht zulassen, dass ihm und ihnen allen ein Leid geschehe. Jeder Mensch habe einen Schutzengel, so auch er, der ihn überall hin begleite und ihn beschütze. Inzwischen hatte die Wucht des Gewitters nachgelassen, und es schien, dass die Blitze schwächer wurden, und das Grollen des Donners war nur noch wie von ferne zu hören. »Nun, lieber John«, sagte der Vater, »jetzt kannst du ruhig wieder in dein Zimmer zurückkehren.« Kaum aber war John dort angelangt und hatte sich getröstet wieder in seine Decken eingehüllt, setzte erneut der Sturm ein und, wie es schien, mit verstärkter Macht. John versuchte erst, tapfer zu sein und im Vertrauen auf die elterliche Botschaft von Gott, dem liebenden Vater, und den Engeln, die ihn begleiteten, seine Ängste durchzustehen. Als aber die

Naturgewalten noch vehementer hereinbrachen, sprang er wie ein gehetztes Tier schweißüberströmt aus seinem Zimmer, riss mit Getöse die Tür bei seinen Eltern auf und kroch mit einem Sprung unter die schützende Decke, kuschelte sich in der Wärme an seinen Vater heran und stieß keuchend hervor: »Gott und die Engel mag es geben, die helfen mir aber jetzt nicht, ich brauche jetzt jemanden mit *Haut*!«

Wir alle haben es in unserem Verlorensein ans Materielle geschehen lassen, dass der Begriff *Spiritualität* zu etwas Unbegreiflichem, Fernem, Ätherischem, Nicht-Substantiellem verkommen konnte. Wir sind geistlos geworden, anstatt geistes-gegenwärtig zu sein. Dabei ist alles Geschaffene, ja alles Materielle nichts anderes als berührbarer, fassbarer, begreifbarer Geist. Das Wort wurde Fleisch. Da uns aber die Ehrfurcht vor allem Lebendigen verlorengegangen ist, sind wir für dies alles blind und taub, unsensibel für den Klang, die Farbe, die Schwingungen, das Licht, das feine Wehen des *Wortes,* das uns in allem Gewordenen in immer anderen Formen begegnet. Im Materiellen können wir teilhaben am Immateriellen. Es kommt nur darauf an, dass wir das Gleichgewicht an Unsichtbarem und Sichtbarem in uns tragen. Das aramäische Wort *Dina* bedeutet Balance und zugleich auch Religion. Himmel und Erde sind im Gewordenen vorübergehend in fassbarer Form vereint und laden in jedem Augenblick zu einem Fest, zu einer Hochzeit ein. Der Mensch ist mit seinen Füßen auf der Erde fest gegründet, und mit seiner Stimme soll er den Himmel berühren (Drewermann) und sich mit seinem Engel vereinigen (Mallasz).

»Es gibt nur einen Tempel in der Welt, und das ist der menschliche Körper. Nichts ist heiliger als diese hohe Gestalt. Man berührt den Himmel, wenn man einen Menschenleib berührt«, sagt Novalis. Es ist also wahr, dass das Himmelreich ganz nah und in uns ist und um uns herum. Es ist greifbar, begreifbar und zum Anfassen. In jedem Stein, in jedem Grashalm, in jedem Samen, voll von wundersamer Schöpferkraft und Plan, in jedem Tier, im Wind, im Wasser, im Duft der Erde, im Sand, der durch die Finger rinnt, in jeder Maserung eines Blattes, im Glühen der Herbstfarben, in den Augen eines Kindes, in den graziösen Gesten eines Mädchens, im Klang einer Stimme, in jeder unserer Milliarden Zellen, die - könnten wir sie nur verstehen - zusammen einen Jubelchor auf das Leben anstimmen. Warum können wir hier nicht mit ganzem Gemüt, ganzem Verstand und ganzem Herzen laut oder vielleicht auch nur leise mit einstimmen? Warum vernichten wir uns selbst und die Erde, die ein Teil von uns ist und uns trägt? Warum sind wir die einzigen Wesen auf diesem Erdenrund, die - wie M. O. Bruker sagt - ihre Lebensmittel, bevor wir sie essen, zerstören? Warum schaffen wir uns falsche und auch scheinbar richtige Götter, denen wir uns unterwerfen und für die wir regelmäßig Gottesdienste abhalten, um die unsichtbaren Mächte gütig zu stimmen? Wir, denen gesagt ist, Kinder eines Königs, einer Königin zu sein, und die wir aufgerufen sind, unser in uns lebendiges »Ich kann« mit einzubringen in den ganzen Schöpfungsprozess!

Das Kommen des Reiches, von dem Jesus gesprochen hat, hängt von uns und unserem Mitwirken ab. Warum errichten wir allen Orts Altäre, auf denen wir unser Leben der allerhöchsten Macht, die wir uns unter den verschiedensten Formen vorstellen, der Angst, zum Opfer darbringen? Warum hören, horchen, gehorchen wir nicht der Botschaft, die von Anfang an in einem jeden von uns niedergelegt ist und uns durch Erleuchtete und Begnadete immer und immer wieder nahegebracht wurde, dass der Schöpfer, die Schöpferin nur einen einzigen Wunsch (ein Begriff, der oft mit Wille übersetzt wurde) für uns hat, der sich in uns und durch uns erfüllen soll, nämlich, dass wir das Leben haben sollen, ja das überreiche Leben? Warum überlassen wir die Erfüllung dieses von unendlicher Liebe geprägten innigen Wunsches, Ausdruck der gesamten Schöpfung, den verschiedenen Vermittlerfirmen, die von unserer Angst profitieren? Vielleicht liegt es daran, dass wir erst - und vermutlich noch für lange Zeit - auf dem Weg sind, Menschen zu werden.

Wir kriechen noch wie Raupen gefräßig, gierig, unersättlich mit der uns eigenen Raupenperspektive auf dieser Erde herum und verschlingen alles, was wir zum eigentlichen Leben bräuchten. Das eigentliche Leben können wir nicht sehen. Dazu fehlt uns der notwendige Abstand. Dazwischen liegt der ganze Müll, den wir erzeugt haben. Der Weg dorthin - das ahnen wir voller Entsetzen - würde über den Weg nach innen gehen, in das stille Kämmerlein, in das Geheimnisvolle, tief in uns selbst, dort, wo wir ganz »eingesponnen« wären wie in einem Kokon, fernab von unserer Existenz als Raupe, nur um die kleine, leise Stimme zu hören, die uns allein sagen kann, wozu wir bestimmt sind, wohin unser Sehnen zielt und wem unser unstillbarer Hunger und Durst gilt. Wir müssen den Raum finden, wo das Wunder der Verwandlung geschehen darf, nämlich aus der erdverhafteten Gestalt der Raupe zum Schmetterling zu werden - Symbol des Spirituellen in der Verkörperung auf diesem Erdenrund.

Wir alle sind, ob wir es wahrhaben wollen oder nicht, aus der Ganzheit kommend in diese Welt geworfen, die uns durch die Vielfalt ihrer Einzelheiten die Ganzheit vergessen ließ. Was immer wir auch auf dieser

Welt tun, um unseren unbewussten oder bewussten Hunger und Durst in mannigfacher und oft abstruser Weise zu stillen, diese Welt, wie wir sie ganz einseitig, diesseitig sehen müssen, wird das, was wir uns ersehnen, erhoffen und mit Recht instinktiv verlangen, niemals geben können. Erst wenn sich in uns durch Schmerz, Not, Aussichtslosigkeit und Verzweiflung unser Hunger und Durst nach »Gerechtigkeit« derart gesteigert hat, dass wir nicht mehr gewillt sind, uns weiter durch dieses Elend (bedeutet: im Ausland leben) zu schleppen, wenn außerdem die Welt nicht mehr in der Lage ist, uns auch nur andeutungsweise eine Lösung für unsere verzweifelte Lage zu versprechen, dann erst werden wir bereit sein, alles fahren und fallen zu lassen, was uns lieb, wert und teuer war, woran unser Herz hing und damit unser Leben. Erst durch diese endlich bedingungslose Kapitulation, nach vielen Ausweichversuchen, über die wir noch Kontrolle hatten, und erst wenn wir nichts mehr in unseren Händen haben und diese bereitwillig nach oben heben und, wie Drewermann es formulierte, »zur Armut erlöst«[1] sind - dann erst werden wir alles geschenkt bekommen, um das wir auf unsere Art verzweifelt ein ganzes Leben lang gerungen haben.

Wir erfassen, begreifen dann erst das, was wir das Spirituelle nennen, das sich von Anbeginn in uns als Samen nach dem Erwachen sehnte. Klingt da in uns nicht an, was letzten Endes in allem Lebendigen seinen Ausdruck findet: »Trachtet zuerst nach dem Reich Gottes, das inwendig in euch ist - und alles andere wird euch darüber gegeben«? Die Bereitschaft zum Sterben dessen, was wir unser Leben nennen, ist die unabdingbare Voraussetzung, um vielleicht in einem langen Prozess des Sterbens und Auferstehens in unser eigentliches Leben hineingeboren zu werden. Jesus hat uns, indem er uns verkündete: »Wer sein Leben verliert um meinetwillen, wird es erhalten, wer aber an seinem Leben hängt, wird es verlieren«, letzten Endes zur Aufgabe unseres bisherigen Lebenskonzepts (meta-noia) aufgefordert. Im Grunde will er, dass wir uns das Leben in der ganzen Fülle seiner Verkündigung nehmen. In moderner Sprache ausgedrückt könnte man sagen: Wer anfängt, seine Software als unerträglich zu erleben, ja sie sogar zu hassen, nicht mehr damit zurechtkommt, damit unzufrieden ist, der soll dieses Programm - ohne lange mit Veränderungs- und Verbesserungsversuchen seine Zeit zu verlieren - abstoßen und dann, vielleicht mühevoll, unsicher, angsterfüllt und durch viele Irrungen und Wirrungen hindurch, ein neues Programm aufstellen. Jesus will nicht,

---

[1] Eugen Drewermann, Tiefenpsychologie und Exegese, Band II, Olten 1985, S. 699

dass wir unser augenblickliches Modell der Hardware, also unseren Computer, unseren Raumanzug für diesen Planeten, zerstören. Das neue und eigentliche Programm, zu dem er uns hinführen will, ist bereits seit Äonen in wundervoller Weise in uns angelegt. Jesus hat uns dies unverschlüsselt übermittelt. Dieses neue Programm, das sich von Stufe zu Stufe in uns entwickeln und entfalten will, ist meinem Verständnis nach eine der vielen Formen der Re-Inkarnation, die es mitten in *einem* Leben geben kann.

Und wo ist für einen jeden von uns die Wirklichkeit des Geistes, der in uns und durch uns wirkt und lehrt, dieses neue Programm zu leben und in uns aufzubauen? Wo ist der Ort der Geborgenheit, wo wir greifbar, fassbar, ganz hautnah und unentrinnbar eingetaucht werden in diese Wirklichkeit? Sind es die vielen Bücher, die Lektüre heiliger Schriften oder gar - ganz fassbar - die Menschen um uns herum, vielleicht Engel in Menschengestalt?

Für mich war dieser Ort dort, wo die Begegnung mit einer - nach der schulmedizinischen Lehrmeinung - geringgeschätzten, ja als therapieresistent geltenden Randgruppe stattfand, genauer gesagt, mit etwa dreißig amerikanischen Alkoholikern und Alkoholikerinnen, die ich im Juni 1954 als Bataillonsarzt in der amerikanischen Armee kennenlernte.

Dort fand ich ein Stück von der »Wirklichkeit des Geistes«, der Wirklichkeit einer »Höheren Macht« oder, wie die Anonymen Alkoholiker (AA) es zum Ausdruck bringen, von »Gott, wie ihn jede und jeder versteht«. Gleichzeitig fand ich die erlösende Bestätigung, dass mein bisher unerfüllt gebliebenes Sehnen und meine Vision von einem anderen Leben keine Utopie waren.

Diese Menschen, die durch eine aussichtslos erscheinende Situation in ihrem Leben zueinander gefunden hatten, haben in mir ein Feuer entfacht, das mich bis heute erfüllt und unter anderem auch meine Vorstellungen von therapeutischem Handeln prägt. Was war es nun, was mich in diesen »Meetings« so tief anrührte und was ich nur dort entdeckte?

Es war ein Klima des warmen Angenommenseins, so wie jede und jeder war, ohne Bedingungen, ohne Vorleistungen, ohne Glaubensbekenntnisse, ohne sonstige Verpflichtungen oder Absicherungen, ohne Hierarchie und ohne Bürokratie. Ein Klima des Vertrauens, der Toleranz, rückhaltloser Offenheit, Ehrlichkeit in einem für mich unbekannten Maß, ein Klima der Zuversicht, dass jede und jeder seinen eigenen Weg ins neue Leben finden und gehen kann. Eine Atmosphäre, die in beglückender Weise von liebevollem Humor durchtränkt war, auch von Selbstironie, von Lachen und Weinen. Eine Atmosphäre des Zuhörens ohne Be- und Verurteilen, ohne Werten und Abwerten, ohne Ratschläge, Kritik, Besserwisserei, ohne Anweisungen oder »Therapie«-Vorschläge. Stattdessen wurde Hoffnung durch überzeugende eigene Erfahrung vermittelt. Auch jeder Neuankömmling wurde auf die gleiche Stufe gesetzt, und es wurde ihm/ihr vermittelt, wie wichtig gerade er/sie für die Gruppe und jeden einzelnen sei, dass er/sie gerade mit dem gebraucht werde, was er/sie immer schamvoll verbergen musste, wofür er/sie sich verkriechen musste, mit den Niederlagen, Störungen, Versäumnissen und Irrtümern.

Die Menschen in diesen Gruppen bedienten sich einer Sprache, die Ausdruck ihres liebe- und respektvollen Umganges untereinander war. Bill W, der Mitbegründer der AA, nannte sie »die Sprache des Herzens«, die - aufgrund ihres gemeinsamen Erlebens im Programm - auch dort noch verstanden werden kann, wo die jeweilige Landessprache ganz unbekannt und unverständlich ist.

Ich fand dort in einem Maße wie nie zuvor eine Art von »klassen- und rassenloser Gesellschaft«. Völlig bedeutungslos war, was »draußen im Leben« zählte: Beruf, Titel, gesellschaftliche Stellung, Vermögen, Religion, politische Überzeugungen, Familienstand, Alter, Geschlecht, Aussehen und Ansehen, Leistung und Auszeichnungen oder auch das Strafregister. Durch das vorübergehende Verschwinden von mich einengenden Kategorisierungen tat sich für mich eine neue Welt der Wahrnehmung von Menschen auf, die alles durcheinanderwirbelte, was ich bis dahin gedacht und mir an Beurteilungskriterien angeeignet hatte.

In dem intensiven, packenden und mitreißenden Erleben unter diesen Menschen konnte ich mich als Nichtalkoholiker *nicht* mit den Unmengen von Äthylalkohol identifizieren, die in den meist grauenhaften Lebensberichten auftauchten und als Ursache der ganzen Misere angesehen wurden, aber ich fühlte mich zutiefst mit allen verbunden und verwandt und ganz nahe dort, wo in der bereits erwähnten schonungslosen Offenheit der Selbstzeugnisse die abgrundtiefen Gefühle von Verzweiflung Aussichtslosigkeit, Selbsterniedrigung und Selbsthass, die unauslotbaren Gefühle von Schuld, Wut, Hass, Schmerz, der damit verbundene Drang nach Selbstzerstörung, das Verlorensein und die Hoffnungslosigkeit rückhaltlosen Ausdruck fanden. Alle diese inneren Zustände waren mir selbst nicht fremd.

Schon nach dem ersten Meeting regte sich in mir der intensive Wunsch, ganz zu dieser Gemeinschaft gehören zu können. So wie diese Gruppen stellte ich mir die ersten frühchristlichen Gemeinschaften vor, die als Ausgestoßene und Verfemte sich heimlich, unerkannt, anonym an abgelegenen Orten treffen mussten.

Ich entdeckte dort ein altes Prinzip wieder, die »Beschränkung« auf das *Jetzt,* das *Heute,* also die Konzentration auf die Zeit, in der allein und wirklich etwas geschehen und etwas geändert werden kann, auf die Gegenwart. Was mich als Professionellen frappierte und sehr nachdenklich stimmte, war die »Institution« des Sponsors, d. h. Paten, der den Neuling in einer schweren existentiellen Phase auf dem neuen Weg zu neuem Ziel während einer gewissen Zeit begleitete, also im wahrsten Sinne des Wortes den »Thérapeutes« für den anderen darstellte. »Thérapeutes« ist in der griechischen Bedeutung nicht etwa der Therapeut, der eine Antwort, eine Therapie für den anderen parat hat, er ist ganz schlicht der Freund, der Kamerad, der Getreue, der dem anderen in einer entscheidenden Phase seines Lebens beisteht.

Wir haben wohlweislich und mit sicherem Instinkt diese Menschen aus unserer Mitte in ein Ghetto abgeschoben, weil wir in uns das unleugbare Unbehagen durch ihre Nähe und ihr So-Sein spüren, in ihrem Verhalten unser Spiegelbild, das Zerrbild unser selbst in unserer Welttrunkenheit sehen. Wir haben immerhin unser »Leben« noch im Griff. Wir funktionieren noch und können unser Leben meistern.

Die anderen aber, die Gescheiterten, der Abschaum unserer Gesellschaft, sind gerade durch ihre ausweglose Misere, als sie ganz unten am Boden lagen, völlig aufgegeben waren und keine Hoffnung mehr bestand, durch irgendeine äußere Hilfe geheilt zu werden, an den Punkt der Umkehr gelangt und haben dadurch den Zugang zu ihrem ganz neuen Leben entdeckt.

Diesen in unseren Augen Verlorenen, die scheinbar ihr Ziel verfehlt haben, hat sich ein Weg in ein neues Leben eröffnet, wie wir ihn nur Engeln, Heiligen, sonstigen vergeistigten Wesen, vielleicht auch noch Philosophen, Gelehrten und Meistern zugebilligt hätten. Samuel M. Shoemaker, Bischof der episkopalen Kirche in New York, der erste treue Freund der neugegründeten Gemeinschaft der AA, nannte das »Programm« einen »Kairos«, eines der größten geistigen Ereignisse in unserem Jahrhundert. C. G. Jung aus Küsnacht/Zürich fasste dieses Phänomen in seinem Brief vom 30. Januar 1961 an den Mitbegründer der Anonymen Alkoholiker William G. Wilson in dem kurzen lateinischen Zitat zusammen: SPIRITUS CONTRA SPIRITUM (Geist an die Stelle von »Weingeist«). Der neue Weg ist ein mystischer Pfad im Gewand des nur zu Alltäglichen, ganz auf der Erde verwurzelt, ohne verborgene Geheimnisse. Er entspricht den meisten der 21 Kriterien, die Matthew Fox in seinem Buch »Vision vom kosmischen Christus« unter »vorläufige, erfahrungbezogene Arbeitsdefinitionen der Mystik« zusammengestellt hat, nämlich: »Erfahrung, Nicht-Dualismus, Mitgefühl, Verbinden, radikales Staunen, Bejahung der gesamten Welt, die rechte Hirnhälfte, Selbstkritik, Herzenswissen, Rückkehr zum Ursprung, feministisch, Panentheismus, das Gebären von Bildern, Stille, Nichts und Dunkelheit, kindliche Spielfreude, psychische Gerechtigkeit, Propheten, Dasein-im-Sein, das wahre Selbst und global ökumenisch«.[2]

Wenn wir wachen Herzens und mit wachen Sinnen in den Meetings sind, können wir dort unmittelbar die Heilungsgeschichten von Lahmen, Blinden, Tauben, Stummen, Aussätzigen, Ungläubigen, Ausgestoßenen, Verlorenen, blutflüssigen Frauen, Ehebrecherinnen, die im Neuen Testament erzählt werden, an ganz gewöhnlichen, unauffälligen Orten und durch ganz gewöhnliche Menschen erfahren. Wir erleben das Wunder der Speisung der Fünftausend.

Als mir 1971 die Gelegenheit geboten wurde, eine Psychosomatische Klinik nach meinen Vorstellungen aufzubauen, war meine Sehnsucht, die in mir erfahrene Wirklichkeit in meinem Beruf, in dieser klinischen Einrichtung ganz im Konkreten Wirklichkeit werden zu lassen. Ich versuchte, meine Erfahrungen immer mehr in mein klinisches Handeln und in die Ausbildung all derer einfließen zu lassen, die in meinem Team bereit waren, mit mir diesen neuen und völlig unbekannten Weg zu gehen.

Meine Vorstellungen, die von dem Bild üblicher stationärer Behandlung abweichen, habe ich mit der Unterstützung vieler Freunde und Institutionen im Stadtteil Kullenmühle von Bad Herrenalb verwirklichen können. Es lag mir vor allem am Herzen, einen Ort der Geborgenheit zu schaffen, eine Zu-Fluchtsstätte, zu der alle, die in einer Krise, in einer scheinbar aussichtslosen Lage, in einem Umbruch steckten, ungeachtet der Diagnose, ohne Vorleistungen und Vorbedingungen kommen konnten. Ein einfaches Gasthaus mit Gastzimmern, das weder einem Krankenhaus, einer Klinik oder einem Sanatorium

[2] Matthew Fox, Vision vom Kosmischen Christus, Stuttgart 1991, S. 76-104

ähnlich sah, bildete den Rahmen für das, was werden und sein sollte, nämlich eine *Lebensschule,* also ein Ort, wo die Spiritualität zum Anfassen Ereignis werden konnte, wo Menschen zu ihrer eigenen, ganz individuellen Begegnung mit dem, was sie Spiritualität nennen konnten, Zugang bekommen sollten, zu ihrer ganz eigenen Wahrheit, zu deren Geburtsprozess wir lediglich »Hebammendienste« leisten wollten im Sinne des griechischen »therapeuein«, von dem unsere heutigen Begriffe Therapie und Therapeut abgeleitet wurden, was in der Urbedeutung heißt: dienen, begleiten, nahe sein, anbeten. Das bedeutet: »... in dem anderen geduldig reifen lassen, was in ihm wachsen möchte. Ihn begleiten könnten wir, so wie man ein fremdes, noch nie gehörtes Musikstück, dessen Thema man eben erst erfasst hat, mit dem eigenen Instrument, wie in einer Art Echo, zu begleiten versucht - vorsichtig die Melodie variierend, die Tonfolge einübend, womöglich die Harmonie ein Stück weit ergänzend ...«[3]

Der Grundgedanke für den Ansatz in unserer Arbeit war, dass jede psychosomatische bzw. jede sozio-psychosomatische Störung - wenn wir das gesamte Umfeld eines Menschen einbeziehen - der Ausdruck eines unerträglich gewordenen Mangels, eines Defizits an Fähigkeit war, den Dialog mit dem Leben in einer erwachsenen, erfüllenden, lohnenden und sinnvollen Weise aufzunehmen und auch, trotz notwendiger Rückschläge, immer wieder neu fortzusetzen. Diese unsere Auffassung deckte sich mit dem treffenden Begriff des „Inadequacy Syndroms" (Unzulänglichkeitssyndrom) von John und Elaine Cumming und der Formulierung von Paul Agnew „Inadequate enculturation„ (unzureichende Ausbildung fürs Leben). Von den beiden Begriffen konnte dann Developmental Inadequacy abgeleitet werden, was nichts anderes bedeutet als Unzulänglichkeit im Sinne einer »Lebensdummheit«, die aus der mangelnden Entwicklungsfähigkeit entstehen konnte. Folglich würde es sich bei all den sozio-psychosomatischen Störungen, zu denen wir auch die sogenannten stoff- und nicht stoffgebundenen Süchte rechnen, um Lerndefizite handeln, denen wir nicht durch »Behandlung« - ein Begriff aus der Organmedizin - begegnen können, sondern nur mit einem Lehr-Lern-Programm.

So entstand eine Lehr-Lern-Gemeinschaft (Teaching-Learning-Community, TLC) im Gegensatz zur sogenannten therapeutischen

---

[3] Eugen Drewermann, Das Markusevangelium, Erster Teil, Olten 1987, S. 347.

Gemeinschaft. Wir sahen in den Menschen, die zu uns kamen, keine Klienten oder Patienten, die also geduldig, »patiens«, das über sich ergehen lassen sollten, was andere, sogenannte Spezialisten -wie anzunehmen war -, für sie als Therapie und Hilfe ersonnen hatten, sondern motivierte bzw. motivierbare Gäste, die bereit waren, in einem sehr intensiven, anspruchsvollen Lehr-Lern-Prozess ihre Fähigkeit zu leben anzureichern und aufzufüllen. » Es ist keine Schande, >krank< (dumm) zu sein, aber es ist eine Schande, nichts dagegen zu tun. «Willard und Margaret Beecher fassten treffend in einem Satz zusammen: »Gesundheit ist der natürliche Zustand unseres Seins, der sich von selbst wieder herstellt, wenn wir die Verhaltensweisen aufgeben, die diesen Zustand verhindern.«

Gäste wie auch »Therapeuten« (»Lehrer«) hatten eine gemeinsame Basis, nämlich das mehr oder weniger bewusst eingestandene Bedürfnis, innerlich weiter und zusammen mit anderen zu wachsen. Das Gefälle vom Lehrenden zum Lernenden, vom »Therapeuten zum Patienten«, glich sich in beglückender Weise in dem Maße aus, wie wir zu begreifen bereit waren, dass wir von dem gleitenden Rollenwechsel zwischen Lernenden und Lehrenden und bei zunehmender emotionaler Offenheit und angstfreier Nähe alle nur profitieren können.

Der Tag in der »Lebensschule« in Kurzform: Von morgens 5.45 Uhr bis abends 22.30 Uhr, wenn die verschiedenen im Hause angesiedelten Gruppen des 12-Schritte(Stufen)-Programms beendet wurden, fanden ohne Unterbrechung über den ganzen Tag hinweg - dem Leben gleich - sowohl innerhalb wie auch außerhalb des sogenannten »therapeutischen Programms« eine Fülle von Begegnungen und Beziehungen (Interaktionen) statt im Sinne von Konfrontation mit unangemessenen Einstellungen und selbstzerstörerischen Verhaltensweisen und sofortiger Interpretation. Darunter wird Klarstellung und Angebot neuer, an der Realität orientierter Verhaltensweisen mit der unmittelbaren Möglichkeit verstanden, diese mit Hilfe von anderen Erfahrenen in der Gemeinschaft zu erproben und einzuüben.

Dies alles konnte sich nur in einer Atmosphäre wachsenden Vertrauens, des warmen und bedingungslosen Angenommenseins abspielen. Wir alle, Gäste wie Mitarbeiter und Mitarbeiterinnen, waren immer beglückt und überrascht, wie diese Form unserer klassenlosen Gemeinschaft begrüßt und dankbar aufgenommen wurde, als wäre dies genau das gewesen, wonach sich die meisten gesehnt hatten. Die

Gäste gestalten ganz wesentlich und in ebenbürtiger Stellung an unserem gemeinsamen Programm mit und übernehmen dort verantwortungsvolle Aufgaben.

Sie waren voll integriert und fühlten sich dazugehörig, wichtig und notwendig. Sie steuerten so in unverzichtbarer und heilsamer Weise ihre neu gewonnenen Fähigkeiten, Einsichten und ihre Einfühlungsgabe bei, sie waren besser als die Professionellen geeignet, neu angekommene Gäste und Widerspenstige zu motivieren. Sie formten auch aus ihrer ganz neuen Erfahrung den Namen des Stadtteils Kullenmühle in »Kuschelmühle« um.

Eine ganz ausschlaggebende Erfahrung in der Gemeinschaft wurde die Erkenntnis, dass wir alle füreinander verantwortlich sind und nicht mehr übersehen oder zulassen können, wenn - in der und trotz der Gemeinschaft - Einzelne noch weiter in ihren selbstzerstörerischen Verhaltensweisen verharren. In solchen Verhaltenweisen wurde ein Hilferuf gesehen und dementsprechend behandelt.

Eine wesentliche Voraussetzung dafür, dass das Neue, das schon immer in uns angelegt war, in uns zu keimen beginnen, sprießen, wachsen und ausreifen konnte, waren unsere »Fastenregeln«. Wir verzichteten auf nahezu alles, womit wir vielleicht seit Jahren und Jahrzehnten unser Leben einbetoniert hatten, wie stimmungsverändemde Medikamente, Alkohol, Nikotin, Zeitungen, Zeitschriften, Fernsehen, Radio, Kassettenrecorder, Radiowecker, Schlafmittel und Abführmittel. In den ersten drei Wochen lebten die Gäste außerdem unter dem Schutz des »Kommunikationsfastens«, d. h. keine Post, keine Telefonate und keine Besuche. Das Fasten stand unter dem Motto: »Nur wer von all dem fastet, womit unser innerer Hunger und Durst nach wirklichem Leben und unser Unvermögen, es mit dem Leben aufzunehmen, zugeschüttet wurde, kommt dann auf seinen wirklichen Hunger und Durst und kann auf diese Weise entdecken, was diesen Hunger und Durst wirklich stillt: das Brot, nach dessen Genuss wir nicht mehr hungrig sein werden, und das Wasser, durch das wir, wenn wir einmal davon gekostet haben, nicht mehr Durst empfinden werden.«

In einer Zeit zunehmender sozialer Unsicherheit und tiefgehender politischer Umwälzungen wird die ausufernde Entwicklung von großen Rehabilitationseinrichtungen und Kurkliniken nicht mehr tragbar sein, obwohl gleichzeitig die angst-bedingten Störungen weiter erheblich zunehmen werden. Das Ziel wird sein müssen, Plätze zu schaffen, an denen Menschen in einem konzentrierten, sicher personalintensiven Kurzprogramm ihre Neuorientierung beginnen und in selbstfinanzierten, ambulanten Programmen das erfahrene Neue fortsetzen, vertiefen und verbreitern können. Isoliert existierende Klinikanlagen für sozio-psychosomatische Störungen werden sicher in der nächsten Zeit einen Anachronismus darstellen.

Seit vielen Jahren hänge ich dem Traum nach, dass es einen Ort geben müsste, der - wie ich hier andeutungsweise schildern konnte - kein Krankenhaus darstellt, sondern eine *Lebensschule,* die unter einem gemeinsamen Dach gleichzeitig eingebunden ist in eine Begegnungsstätte in Form eines Hotels mit Restaurant und Café nebst einladenden Nebenräumen, dazu Schwimmbad, Whirlpool, Sauna, verbunden mit einem Seminar- und Kongresszentrum.

In der Lebensschule (Klinik für sozio-psychosomatische Medizin) sollten suchende und motivierte Menschen die Gelegenheit haben, in einem intensiven, vielleicht nur drei bis vier Wochen dauernden Prozess Anstöße zu einer Neu- und Umorientierung zu erhalten. Das Hotel-Café-Restaurant soll die Möglichkeit geben, dass während des stationären Aufenthalts die signifikanten Angehörigen all derer, die in der Klinik sind, im Rahmen einer Familienwoche mit in den Prozess einbezogen werden können. Außerdem soll vielen, die sowohl mit dem Klinikansatz als auch mit dem 12-Schritte(Stufen)-Programm in Verbindung gekommen sind und darin neue Erfahrungen machen konnten, die Gelegenheit gegeben werden, sich an diesen gastlichen Ort - immer wieder, wenn sie es brauchen - für einige Tage oder Wochen zurückziehen zu können, um erneut in eine Atmosphäre einzutauchen, in der sie neue Kräfte, Hoffnung und Ausblick finden können. Sie werden dort sicher sein können, was ich für eine ausschlaggebende Voraussetzung halte, dass sie dort immer Menschen antreffen werden, die ähnliche Erfahrungen gemacht haben, mit ihnen dadurch verwandt sind und mit denen sie einen intensiven Austausch pflegen können, statt wie so oft in der Banalität und Isolierung an anderen Orten zu landen.

Das Haus sollte gerade auch der Öffentlichkeit zur Verfügung stehen, damit viele mit einer anderen Art des Lebens in Kontakt treten können. Es sollte so sein, dass die Menschen dort von vornherein das Gefühl haben: »Ich bin angekommen. Ich bin daheim, ich werde angenommen.« Es soll ein Ort sein, wo die Saat aufgehen kann, die der Schöpfer/die Schöpferin in uns von Anfang an hineingesät hat, damit wir das Leben haben. Das Seminar-Kongresszentrum soll über das ganze Jahr hinweg Begegnungen ermöglichen, die uns neue Erfahrungen und Einsichten vermitteln, uns innerlich bewegen, Hoffnung machen und den Mut, nie aufzuhören und das neue Leben, das wir in uns spüren, zu suchen und zu fördern. Die drei Komponenten sollten zu einer Einheit zusammenwachsen, in der sie sich in ihrer spezifischen Wirkung und in ihrem Anliegen befruchten, durchdringen und verstärken.

Es wäre zu wünschen, dass in der unmittelbaren Umgebung dieses speziellen Ortes ein Landgut wäre, ein Bauernhof mit Tieren und Gärten und Feldern, wo wir das Wunder des Keimens und Wachsens im täglichen aktiven Umgang damit unmittelbar erfahren dürften.

Die gesamte Anlage wird nach unseren Erfahrungen nicht eine isolierte Erscheinung darstellen, sondern durch die Bewegung und Wandlung, die sie in vielen Menschen anzuregen und hervorzurufen vermag, ein Ort werden, aus dem die Samen neuen Wirkens, Handelns, Denkens und Fühlens hinausgetragen werden zu anderen Menschen hin und in andere Gegenden, so wie es die Erfahrung durch die alte Klinik in der Kullenmühle wurde: »Bad Herrenalb ist überall.«[4]

---

[1] Ausführliche Darstellung des »Bad Herrenalber Modells« in

-Walther H. Lechler und Alfred Meier (Hg.): DAS BAD HERRENALBER MODELL Eine Lehr-Lern-Gemeinschaft als psychosomatisches Klinikmodell, Santiago Verlag, ISBN 978-3-937212-14-2

- Lair/Lechler: VON MIR AUS NENNT ES WAHNSINN, Santiago Verlag, Goch ISBN 978-3-937212-31-9

- Lechler: NICHT DIE DROGE IST'S, SONDERN DER MENSCH, Santiago Verlag, ISBN 978-3-937212-34-0

RUDOLF MRAZ

WIE DER HIRSCH LECHZT NACH FRISCHEM WASSER ...

Ein Brief von C.G.Jung zum Thema Spiritualität und Alkoholismus

Die Hilflosigkeit der Wissenschaft

Vor über 30 Jahren, im Jahre 1961, hat C. G. Jung einen äußerst wichtigen Brief geschrieben, der es verdienen würde, in den Foyers der UNO als Botschaft an die Völker der Welt ausgehängt zu sein. C. G. Jung schrieb ihn fünf Monate vor seinem Tod aus der gesammelten Erfahrung eines reichen Forscher- und Therapeutenlebens heraus. Dieser Brief war an William Griffith Wilson, den Mitbegründer der »Anonymen Alkoholiker«, gerichtet. William Griffith Wilson, der von seinen Freunden »Bill« genannt wurde, hatte zuvor an C. G. Jung einen Brief geschrieben, in dem er ihn auf eine Verkettung von Ereignissen aufmerksam machte, von der C. G. Jung bis zu diesem Zeitpunkt nichts bekannt gewesen war. Über diese Ereignisse soll zunächst berichtet werden.

Etwa 1931, also 30 Jahre vor dem Zeitpunkt dieses Briefwechsels zwischen Bill und C. G. Jung, war ein gewisser »Roland H.« als Patient bei C. G. Jung. Heute - nach so langer Zeit - ist es sicher erlaubt, auch die Herkunft dieses Mannes zu erwähnen. Er war Spross einer der Autoreifen-Dynastien in Akron/Ohio und war schwerer Alkoholiker. Seine Familie wusste dies, und finanziell war es ihr möglich, für ihn einen der berühmtesten Ärzte der Welt auszusuchen und zu bezahlen. So konnte Roland H. aus den USA anreisen und sich bei C. G. Jung in Zürich einer Therapie unterziehen. Ein Jahr lang ließ er sich seine Träume analysieren, und bei seiner Rückkehr in die USA war er auch »trocken«, d. h. frei von Alkohol.

Doch nach einiger Zeit hatte er wieder schwere Rückfälle, und die Situation war dieselbe wie vor der Therapie. Auf Anraten seiner Familie und wohl auch auf eigenes Entscheiden hin kehrte er nach Zürich zurück.

Doch C. G. Jung machte ihm eine schockierende Mitteilung: Er erklärte ihm offen, dass er bezüglich einer weiteren medizinischen oder psychiatrischen Behandlung ein hoffnungsloser Fall sei. Dies war eine ehrliche und demütige Feststellung eines großen Arztes und für seinen Patienten eine dramatische Mitteilung; war er es doch bisher gewohnt, sich alles kaufen zu können. Da er seinen Arzt bewunderte und auf dessen Können vertraut hatte, war diese Äußerung von C. G. Jung von grenzenlos niederschmetternder Wirkung. C. G. Jung gab seinem Patienten aber auch noch eine weitere Botschaft mit. Er sagte ihm, wenngleich die Chancen dafür auch gering seien, so könne ihm eventuell noch ein spirituelles oder religiöses Erlebnis oder eine echte Bekehrungserfahrung helfen.

Roland H. kehrte daraufhin nach New York zurück und schloss sich dort den »Oxford«-Gruppen an, einer anglikanischen Erneuerungsbewegung, die in der damaligen Zeit großen Zulauf hatte. Der geistliche Leiter der New Yorker Oxford-Gruppen, Dr. Samuel Shoemaker, eine machtvolle Persönlichkeit mit großer Aufrichtigkeit und persönlicher Überzeugungskraft, übte einen großen Einfluss auf Roland H. aus. Dort lernte er, folgende Prinzipien auf sein Leben anzuwenden: Selbstinventur, Beichte, Wiedergutmachung und Dienst am Anderen. Heute sind diese Prinzipien in das »Zwölf-Schritte«-Programm der Anonymen Alkoholiker und der von ihnen abgeleiteten Gruppen als verschiedene Stufen neuer Lebenserfahrung integriert.

Roland H. gelang es in dieser Zeit mit Hilfe der Oxford-Gruppen, trocken zu bleiben und die Botschaft seiner Genesung an andere Menschen weiterzugeben. Unter diesen Menschen war auch Edwin T., ebenfalls Alkoholiker und ein ehemaliger Schulfreund von Bill Wilson. Dieser Edwin T. - und damit schließt sich der Kreis - besuchte Bill Wilson, damals noch ein dem Suff verfallener Börsenmakler. Bill war durch die nüchterne und gesunde Ausstrahlung seines Freundes auf das Äußerste beeindruckt.

Bill selbst kam kurz darauf zu seinem 41. Entzug ins Krankenhaus und sollte entmündigt werden. Bill war zu seinem Arzt in eine ähnliche Situation geraten wie Roland H. zu C. G. Jung. Bills Arzt, Dr. William D. Silkworth, der durch das Äußere der Krankheitserscheinungen des Alkoholismus hindurch den Menschen in Bill zu sehen verstand und ihn immer wieder unterstützt hatte, gab ihm ebenfalls zu verstehen, dass er für ihn keine Hoffnung mehr sähe. Bill stürzte daraufhin in eine abgrundtiefe Depression und Verzweiflung insbesondere darüber, dass es ihm nicht gelang, auch nur eine Spur von diesem Glauben zu erlangen, den er bei seinem Schulfreund Edwin T. als so heilend erlebt hatte.

Das, was Bill vermisste, war nicht der Glaube an ein bestimmtes Dogma oder das Für-sinnvoll-halten-Können bestimmter religiöser Vorschriften. Er vermisste eine real vorhandene Glaubenserfahrung: d.h., er hatte nichts, von dem er sagen konnte, dass es seinem Leben einen tiefen *erfahrbaren* Sinn gegeben hätte. Nach einem der Krankenbesuche von Edwin schrie es innerlich in ihm auf: »Wenn es einen Gott gibt, dann soll er sich zeigen!« Unmittelbar danach trat bei ihm eine Erleuchtung von enormer Wirkungskraft und Tragweite auf, die er in dem Buch »Anonyme Alkoholiker« beschrieben hat. Er erlebte eine sofortige Befreiung von seiner Alkoholbesessenheit und trank von dieser Minute an nie mehr einen Tropfen Alkohol.

Bill beschreibt in dem Brief an C. G. Jung die Erleuchtungserfahrung als einen tiefgehenden Ich-Zusammenbruch und skizziert für sich eine ähnliche Situation, wie sie Roland H. in seiner Beziehung zu C. G. Jung erlebt hatte: Durch sein zwanghaftes Trinken war er in einem unmöglichen Dilemma und in einem Zustand tiefstempfundener Hoffnungslosigkeit gefangen; diese Hoffnungslosigkeit wurde verstärkt durch die Aktivitäten seines Arztes, die Entmündigung einzuleiten. Ebenso durch die Erzählung seines Schulfreundes Edwin, der ihm von dem Schiedsspruch der therapeutischen Hoffnungslosigkeit, den C. G. Jung über Roland H. gefällt hatte, erzählt hatte.

Viele wollen Erleuchtung, und manche sind bereit, sogar einen »kompletten Zusammenbruch« des Ego dafür hinzunehmen. Doch was heißt dies eigentlich: kompletter Zusammenbruch des »Ich«? Die Antwort fällt leichter, wenn man der Regel folgt, dass spirituelle Erfahrungen in unserem Zeitalter meist keine Gipfel-Erlebnisse, sondern alltägliche Erfahrungen sind. So finden wir den kompletten Zusammenbruch unseres Ego genau in dem Augenblick, wenn wir z. B. bereit sind, einen Prozess mit unserem Nachbarn aufzugeben, weil wir bereit werden, einen anderen Blickwinkel in der ganzen Streitsache einzunehmen. In diesem Augenblick ändert sich unsere Weltsicht oft in einer so dramatischen Weise, dass wir es als das Zusammenbrechen unseres Ego erleben können. Solch ein Mensch wird das erleben, was Bill erlebt hat: dass es im Raume seltsam hell wird. Die eigene Weltsicht, an der wir uns z. B. in einem Scheidungsverfahren, bei einer Erb-Auseinandersetzung oder bei einem Nachbarschaftsstreit festhalten, lässt es in uns und um uns dunkel werden.

Für die Möglichkeit der spirituellen Erfahrung brauchen wir heute nicht mehr unbedingt einen geheiligten äußeren Raum, sondern ein soziales Gegenüber. Da geschehen dann die Erleuchtungen gerade an Punkten, wo wir sie am wenigsten erwartet hätten. Ein indischer Guru soll einmal zu einem nach Erleuchtung und spiritueller Erfahrung suchenden Westler gesagt haben: »Ihr Europäer findet die Erleuchtung nicht durch Meditation, sondern durch die Probleme, die ihr in der Teamarbeit zu bewältigen habt.«

Dies soweit zu dem Inhalt des Briefes, mit dem Bill Kontakt zu C. G. Jung aufgenommen hatte. Er berichtete ihm auch noch, dass die Anonymen Alkoholiker, die in den oben beschriebenen Szenen ihren Anfang nahmen, inzwischen eine große Bewegung seien. Heute sind es schon ca. 40.000 Gruppen weltweit. Durch die ehrliche Kapitulation eines großen Arztes vor einem Süchtigen wurde eine Kettenreaktion in Gang gesetzt mit der unglaublichen Auswirkung millionenfacher Heilung, sodass es sich dem Empfinden geradezu aufdrängt, dass hier nicht nur normale Organisationskraft am Werke war und ist. Man merkt das im Besonderen, wenn man die sogenannten »Zwölf Traditionen« der Anonymen Alkoholiker liest. Es scheint verrückt zu sein, auf welchen Organisationsprinzipien sich ein Organismus aufbaut, dem weltweit ca. zwei Millionen Menschen angehören und der in seiner über fünfundsiebzigjährigen Geschichte etwa ebenso vielen, bisher für unheilbar gehaltenen, Menschen Heilung vermitteln konnte.

Was würde ein Gesundheitsmanager tun, wenn er plante, eine solche Organisation zu errichten? Vor allem würde er erst einmal mit mehr als zwölf Tricks und Organisationsprinzipien arbeiten, und er würde nach bestem Management schauen und sich um wirksame Public Relations kümmern. Er würde wohl niemals auf die Idee kommen, sich absichtlich von Presse und Fernsehen zurückzuhalten, und würde auch nicht dafür Sorge tragen, dass sein Name nicht bekannt würde. Auf was er wohl zuletzt käme, wäre, von niemandem Geld anzunehmen. Dies ist es, was »unglaublich« ist, dies ist es, was alle Konzepte über den Haufen wirft, die sich unser Ego von der Welt macht - und das sind die spirituellen Erfahrungen in unsrer Zeit.

Bill teilte C. G. Jung in seinem Brief auch noch etwas anderes, etwas außerordentlich Wichtiges mit. Er bestätigt das Vorgehen von Dr. C. G. Jung, als Arzt zu kapitulieren, ausdrücklich. Er schreibt: »Wenn jeder Leidende in der Lage wäre, die Nachricht von der *wissenschaftlichen Hilflosigkeit,* was den Alkoholismus anbelangt, zu jedem neuen Anwärter zu bringen, könnte er jeden Neuen weit öffnen für eine verwandelnde, spirituelle Erfahrung.«

Dies ist ein ungeheuerlicher Satz. Er könnte als abstrus abgetan werden, würde er nicht durch die hunderttausendfache Tatsache genesener Alkoholiker autorisiert. Es gibt keine Hypothese im Heilwesen, die so eindeutig verifiziert worden wäre wie die von der *wissenschaftlichen Hilflosigkeit* bei der tiefen menschlichen Grunderfahrung der Sucht.

Dennoch werden immer neue Forschungsvorhaben über das Phänomen der Sucht begonnen. Ständig werden neue unschuldige Stoffe angeklagt, dass sie süchtig machten, und es wird immer weiter nach Stoffen oder Verhaltenstrainings gesucht, die »Sucht« heilen sollen. Da es inzwischen gelungen ist, Ratten zu züchten, die auf Alkohol anders reagieren als ihre übrigen Artgenossen, sind wieder Hoffnungen aufgekeimt, das Phänomen der Sucht als einen Gendefekt zu definieren und in naher Zukunft durch Therapie der Gene zu heilen. Da nun auch herausgefunden wurde, dass die Risikotaste bei Spielautomaten die Endorphinausschüttung im Gehirn von Süchtigen zu erhöhen vermag, wurde daraus messerscharf geschlossen, dass das Verbieten von Risikotasten die Sucht verhindere. Diese ungeheure Entdeckung der »Wissenschaft« hat sogar schon die Gesetzgebung der BRD beeinflusst.

Die Gefahr des Missverständnisses

Als Antwort auf seinen Brief erhält Bill Wilson mit dem Datum vom 30. 1. 1961 ein Schreiben von C. G.Jung:

> »Lieber Herr Wilson!
> Ihr Brief war mir in der Tat sehr willkommen. Ich bekam keine Nachricht mehr von Roland H. und habe mich oft gefragt, was wohl sein Schicksal gewesen ist.[5] Unsere Unterhaltung, die er Ihnen hinlänglich berichtete, hatte einen Aspekt, den er nicht kannte. Der Grund war, dass ich in jenen Tagen außerordentlich vorsichtig sein musste, was ich sagte. Ich kam dahinter, dass ich in jeder nur mögli-

---

5 Sowohl Roland H. als auch Edwin sind letztendlich an ihrem Alkoholismus gestorben.

chen Weise missverstanden wurde. So war ich sehr vorsichtig, als ich mit Roland H. sprach. Woran ich wirklich dachte, war das Ergebnis vieler Erfahrungen mit Menschen seiner Art…«

Jeder, der sich wirklich ernsthaft um die Dinge bemüht, weiß, dass über das, was im Innersten zu erleben ist, über das, was wir vielleicht spirituell nennen, nicht so einfach zu sprechen ist. Nicht un-bedingt, weil andere Menschen uns mit kränkenden oder herabsetzenden Reaktionen begegnen könnten, sondern weil die Sprache für diese Erfahrungen fehlt. Weder haben wir es gelernt wahrzunehmen, wo uns in der heutigen Zeit das Unausdenkbare begegnet, noch haben wir eine Sprache gelernt, um uns darüber mitzuteilen."

Auch C. G. Jung benutzt, wie es sich im weiteren Fortgang seines Briefes zeigt, nicht die Sprache unseres normalen Tagesbewusstseins, sondern eine mittelalterliche Bildersprache. C. G. Jung schreibt weiter:

»... Sein Drang nach Alkohol war, auf einer niederen Stufe, der Ausdruck des spirituellen Durstes unseres Wesens nach Ganzheit; in der Sprache des Mittelalters: nach der Einung mit Gott.« (Und hier hat der Brief von C. G. Jung folgende Fußnote: »Wie der Hirsch lechzt nach frischem Wasser, so lechzt meine Seele, Gott, nach Dir« [Psalm 42,1]).

»Wie konnte man eine solche Erkenntnis in einer Sprache formulieren, die heutzutage nicht missverstanden wird? ...«

Wie kann man diese Erkenntnis in unserer Zeit, in der uns umgebenden Alltagskultur, aussprechen, ohne »in jeder erdenklichen Weise missverstanden zu werden«? Wie soll man es aussprechen, dass das, was als Hunger, Sexualität, Spieltrieb oder als Verlangen nach einem Einkaufsbummel erlebt wird, auch eine andere Dimension haben *kann* - und zwar dann, wenn dieses Verlangen als *süchtig* erlebt wird? Auf jeden Fall ist es so, dass es während des süchtigen Auslebens für den Betreffenden unmöglich ist, diese andere Dimension wahrzunehmen. Da ist Bierdurst ein Bierdurst, und das innere Erleben, das auf einen Essanfall hinführt, ist Hunger und nichts anderes. In diesem Augenblick z. B. einer Bulimikerin (Ess- und Brechsüchtige) zu sagen: »Das, was du gerade erlebst, ist ein spirituelles Erleben, und das, was du gerade tust, ist ein rituelles Handeln«, wäre schlichtweg unangebracht.

Dabei ist es so, dass das, was in unserer heutigen Zeit das jeweilige Vehikel für die Suchterfahrungen abgibt, seit Jahrtausenden rituell-kultisch gebraucht worden ist. Da ist das Essen: Als heiliges Mahl, als Ver-»mählung« des Menschlichen mit dem Göttlichen ist es im christlichen Abendmahl noch immer der Ausdruck der Stillung eines geistigen Hungers. Oder da ist das Trinken: In den dionysischen Mysterienkulten der Griechen wurde im Alkoholrausch die Verbindung mit dem Göttlichen gesucht und gefunden. Alkohol wurde benutzt, um die Türen zum Göttlichen zu öffnen. Er wurde benutzt als Theo-Pharmakon, als Weg zum Göttlichen und damit als Heilmittel. Oder die Halluzinogene: Bei den nordamerikanischen Indianern führte das Nikotin, bei den südamerikanischen Indianern das Psilocybin, bei den Germanen das Muskarin des Fliegenpilzes und das Stramonium der Stechapfelstaude an die Tore einer geistig erlebten Welt.

Auch das süchtige Spielen geht auf heiliges, Verbindung zu den Göttern suchendes rituell-kultisches Handeln zurück: Das »Los« war ursprünglich kein Glücksspiel. Das Werfen des Loses oder das Legen der Karten war rituelles Handeln, um das Los herauszufinden, das einem von den Göttern zugesagt war, und um sich diesem Los demütig zu unterstellen. Der heutige süchtige »Schafkopfler«, »Skatklopfer« oder süchtige Tarotkartenleger dagegen versucht mit seinen »guten Karten« seinem Los zu entfliehen.

In derselben Weise lässt sich auch die Sexualität betrachten: Das Tantra Yoga, die alchimistischen Praktiken, die auf das Erleben der »Chymischen Hochzeit« hinführen sollten, oder das innere Wissen um den »androgynen« Menschen in der jüdischen Kabbala - immer geht es dabei um das jahrtausendalte Wissen, dass hinter dem, was wir als »Sexualität« erleben, auch eine andere Energie zu stecken vermag.

In einer ganz besonderen Weise zeigt die Bulimikerin in ihrem süchtigen Handeln die Geste eines verborgenen und nicht wahrgenommenen Kultus auf: Die Bulimikerin begibt sich an einen Ab-Ort, an den ihr niemand zu folgen vermag, beugt sich über einen Stein oder kniet sogar davor nieder und übergibt Substanz, ja sie über-gibt sich. Hier sind alle »Ingredienzien« für das Bild einer Priesterin zusammengekommen: abgeschlossener Bezirk, Stein, Mahl und das Sich-Übergeben. Doch dort, wo das Mahl zum Fressen und das Opfer zum Kotzen und die Hingabe nach oben zu einer Hingabe hinunter in die Abflüsse zur Unterwelt werden, führt die Ver-»mählung« nicht zum »Neuen Bund«, sondern zum »Pakt« der süchtigen Besessenheit. Statt an den hellen Wassern des

Lebens zu stehen, beugt die Bulimikerin sich über die Quellen des Unterweltflusses Styx, die zum ersten Male in der Kulturgeschichte der Menschheit mitten in unsere Wohnungen hinein verlegt sind.

Der verlorene Kultus

In unserer heutigen Welt ist der Kultus verlorengegangen, und dort, wo er zelebriert wird wie eh und je, ist die Fähigkeit abhanden gekommen, den rituellen Charakter einer süchtigen Handlung zu erkennen. In den alten Kulten war trotz des Gebrauchs von Drogen nie von Sucht die Rede. Die Erfahrbarkeit des Göttlichen im gemeinsamen Drogenkultus machte den Einzelnen immun gegen das, was unsere heutige Kultur als Sucht erlebt. Doch das gesellschaftliche Bewusstsein hat sich in den Jahrtausenden gewandelt. Heute ist das Göttliche nicht mehr in der Ekstase zu finden, sondern nur noch in der Nüchternheit des alltäglichen Bewusstseins. Je undurchlässiger das menschliche Bewusstsein für die Göttlichkeit wurde, desto mehr wurde die heilige Ekstase zum privaten Drogenrausch. Zu den tragischen Lektionen der Ekstase und ihrer materiellen Hilfsmittel gehört es, dass sie es dem Menschen verbietet, ein Privatverhältnis zum Überwältigenden aufzubauen. Im Privatverhältnis wird die *Droge* zum Überwältigenden, zum Dämon. Eine Privatheit in der Beziehung zu der Macht, die größer ist als unser Selbst, lässt sich ohne Schaden nur aus vollkommener Nüchternheit unserer alltäglichen Beziehungen heraus aufbauen.

Es ist also nicht die Droge, die süchtig macht, sondern der Privatkult, der mit ihr betrieben wird. Dort, wo Essen, Trinken, Sexualität usw. nicht aus einem normalen Bedürfnis heraus sich ereignet, sondern zur *Erlösung* gebraucht wird, verbindet sich die Droge mit der Erfahrung der Abhängigkeit und Sucht. Insbesondere am Alkohol, der Droge, mit der in unserer Gesellschaft am häufigsten der private Erlösungskult inszeniert wird, lässt sich anhand der Substanzwirkung am deutlichsten nachweisen, was eigentlich bei seinem Gebrauch gewollt wird. Die Betrunkenheit vermittelt das Erleben von Erweiterung der Wahrnehmungsfähigkeit und der Fähigkeiten überhaupt; eine Erweiterung der Fähigkeit, sich zu öffnen, Verbindung herzustellen, Kontakte zu knüpfen. Der Trunkene fühlt sich leichter, positiver, glücklicher, kreativer und schöpferischer. All dies sind Erfahrungen, die transpersonal sind, d. h. Erfahrungen, die über die eigene Person hinausweisen. Wenn dann die Nüchternheit einsetzt, erlebt sich der Erlösungs-Trinker auf sich selbst zurückgeworfen und spürt die Isolation von den anderen Menschen hart und schmerzhaft. Die Farben verlieren ihren Glanz: Es ist wie der Verlust eines spirituellen Erlebnisses, das aus der alltäglichen Ich-Verhaftung in die Ahnung eines kosmischen All-Bezuges geführt hatte.

Wem dies als eine weit hergeholte Interpretation erscheint, der möge sich durch das geheime Wissen, das sich in unserer Sprache verbirgt, weiter an diese Dinge heranführen lassen. Einen Menschen, den wir betrunken erleben, nennen wir zumindest in der deutschen Sprache »blau«. Warum blau und nicht gelb oder braun? Die Farbe Blau ist die Farbe des Himmels, des Oberen, des Entfernten, des Nicht-Greifbaren, der Entgrenzung, der Sehnsucht - und da gerade der spirituellen Sehnsucht. In der alchimistischen Literatur wird empfohlen, einem Gefangenen einen Saphir zukommen zu lassen, um ihm damit die Flucht zu ermöglichen. Solche Kräfte wurden der entgrenzenden Wirkung des blauen Steines zugetraut! Oder die Sehnsucht nach der Blauen Blume oder nach den Blauen Bergen.

All dies sind Bilder für eine spirituelle Sehnsucht. Noch heute sind alle Berufsgruppen, die dieser spirituellen Sehnsucht in unbewussten technologischen Zusammenhängen dienen, blau angezogen: die Flug- und Schiffskapitäne. Auch das Wunder, das als das Eingreifen einer höheren Macht erlebt wird, ist »blau«. Oder die »Blauhelme« der UNO: Der Autorität, von der wir als höchstes Ideal die Einung der Völker erwarten, ordnen wir ebenfalls die Farbe Blau zu. Was sind wir nicht bereit, an höchsten Idealen in ein blaues Auge hineinzugeheimnissen: Treue, Unschuld, Wahrheit. Nicht zuletzt haben die Alkoholiker als Symbol ihrer Genesung immer wieder die blaue Farbe gewählt, z. B. das »Blaukreuz« oder das »Blaue Buch« der Anonymen Alkoholiker. Wir sollten wirklich wieder lernen, hinter dem »Blauen Montag«, der »gefeiert« wird, nicht nur den traditionellen Tag der Färber für das Bläuen zu sehen, sondern auch das Zeichen für den tragisch abgestürzten Kultus.

Der Zwang als spirituelle Energie

Spirituelle Erfahrungen werden in unserer Zeit nicht als solche wahrgenommen. Wenn das Mittelalter den Sachverhalt, den wir heute als Alkoholismus bezeichnen, mit dem Bild eines dürstenden Hirsches wiedergibt, dann hat sich nicht nur die Begrifflichkeit geändert, sondern auch die

Qualität der Erfahrung. Darum sollte sehr genau hingeschaut werden, was sich hinter Begriffen wie »süchtiges Verlangen« oder »zwanghaftes Verlangen« wirklich verbirgt. Süchtige erleben ihr Bedürfnis nach Trinken, Essen, Sexualität, Kaufen, Arbeiten usw. als zwingend. Sie erleben sich oft sogar wie besessen, machtlos und ohne Willen in Bezug auf ihr Symptom. Nun ist es aber sehr wichtig zu bemerken, dass es kein einziges biologisches Bedürfnis - außer der Atmung (und das mit besonderem Sinn) - gibt, das nicht vom Willen her zu beherrschen wäre. Grundsätzlich ist es möglich, aus einem Willensakt heraus auf Essen und Trinken zu verzichten, bis der Tod eintritt. Ebenso ist es dem Menschen der heutigen Zeit grundsätzlich möglich, auf jedes andere biologische Bedürfnis, wie z.B. Sexualität, zeitweise oder für immer zu verzichten, rein aus einem Willensakt heraus. Ein süchtiger Mensch entdeckt aber, dass er gegenüber einem biologischen Bedürfnis, das für ihn zum Symptom geworden ist, keine Freiheit des Willens besitzt. Er erlebt an seinem Symptom etwas, was stärker ist als sein Ego, er erlebt an seinem Symptom seine »Höhere Macht«. Hinter dem nicht mehr steuerbaren biologischen Bedürfnis steckt also keine biologische Energie, sondern eine Energie, die über unser ichhaftes Wollen hinausreicht - und das ist eine transpersonale, eine spirituelle Energie. Es kann nur eine spirituelle Kraft sein, die stärker ist als jenes ichhafte Wollen, in dem der Mensch am geistigsten und gleichzeitig am menschlichsten ist.

Wichtig ist, darauf hinzuschauen, dass es in unserer Kultur wohl wenige erwachsene Menschen gibt, die diese Erfahrung von Sucht nicht an sich erleben können, die nicht an einer bestimmten Verhaltensweise oder an einer bestimmten stofflichen Substanz die Erfahrung gemacht hätten, dass sie mit ihrem Wollen machtlos sind.

Der »liebe« Gott und der Dämon

Die Gefahr des Missverständnisses ist tatsächlich groß und für den, der noch nicht an einem gewissen Punkt seiner Suchterfahrung angelangt ist, nahezu unvermeidbar. Vor einigen Jahren erlebte der Autor, wie eine Bulimikerin, die Aufnahme in einer Klinik suchte, in einem Orientierungsgespräch sehr »spirituell« angesprochen worden war. In einer zufälligen Begegnung nach diesem Gespräch teilte sie dem Autor mit, dass sie mit diesem ganzen Gerede von »Höherer Macht«

nichts zu tun habe und sie auch nichts damit zu tun haben wolle. Der Autor gab ihr zu verstehen, dass sie ihre »Höhere Macht« ständig mit sich herumtrage: ihr süchtiges Erbrechen! Dies vermochte sie auf Anhieb zu verstehen.

Spirituelle Erfahrung mit einer größeren Macht, als sie unser Ego darstellt, heißt für den süchtigen Menschen zunächst nicht, dass er Erfahrung mit dem »lieben« Gott macht. Wenn die Griechen in ihren Mysterien die Begegnung mit ihren Daimones hatten, dann wurden sie da nicht nur von der Helligkeit, sondern auch von dem überwältigenden Dunkel ergriffen. Der grundsätzliche Unterschied zwischen der spirituellen Erfahrung eines griechischen Mysten und der Erfahrung des heutigen Süchtigen ist der, dass der Myste sich dem Göttlichen in beiden Aspekten öffnete: sowohl den dunklen als auch den hellen. Der Privatkult des Süchtigen zielt immer nur auf die lieben, hellen Seiten der kosmischen Ganzheit. Die dunklen Aspekte sind nicht gefragt. Auf diese Weise erschafft sich der Süchtige das Weltbild, das er sich wünscht. Das macht die Überheblichkeit des Süchtigen aus. Er setzt sich selbst als Gott in seinem privaten Kosmos. Ein süchtiger Mensch anerkennt oder kennt keine höhere Macht als sich selbst. Es gibt für ihn keinen anderen Weg zurück zum Leben als den, dass er im Erleben des Zwanges und der dämonischen Besessenheit an seinem Symptom auch die dunkle Seite seines Lebens anzunehmen bereit wird.

Würde man den eben beschriebenen Sachverhalt in der gewöhnlichen medizinischen oder psychotherapeutischen Terminologie ausdrücken, müsste man von der mangelnden Bereitschaft, Unlustgefühle auszuhalten, von der Ablehnung sympathikotoner Reizzustände oder von einem Endomorphin-Mangelsyndrom sprechen. Doch sind diese Betrachtungsweisen erwiesenermaßen unzulänglich, weil noch keine Gefühlstherapie, keine Endomorphin-Bilanzierung oder verhaltenstherapeutisch gesteuerte Sympathikotonus-Vermeidungsstrategie einen Menschen aus seinem Suchterleben zu befreien vermochte. Auch Menschen, die auf dem Weg der Heilung sind, benutzen diese Sichtweisen nicht.

Der Weg der Heilung

Der weitere Text des Briefes von C. G. Jung an Bill hat folgenden Wortlaut:

»... Der einzige und richtige Weg zu einer solchen Erfahrung« (dass der Alkohol Ausdruck einer niederen Stufe spirituellen Durstes sei [der Autor]) »ist, dass sie uns in der Wirklichkeit widerfährt, und dies kann sich bei uns nur dann ereignen, wenn wir auf einem Weg gehen, der uns zu einem höheren Verständnis führt. Zu jenem Ziel mögen wir durch einen Akt der Gnade oder durch einen persönlichen und aufrichtigen Kontakt mit Freunden oder durch eine höhere Ausbildung des Geistes über die Grenzen des reinen Rationalismus hinaus geführt werden. Ich erfahre durch Ihren Brief, dass Roland H. den zweiten Weg gewählt hat, der unter den gegebenen Umständen offensichtlich der beste war ...«

C. G. Jung spricht also nicht davon, dass der Weg der spirituellen Erfahrung dadurch beschritten werden müsse, dass man die Bibel lese, um für jedes Ereignis in der Welt die passende Verszahl der entsprechenden Bibelstelle zitieren zu können; er weist auch nicht auf ein Theologiestudium hin, sondern auf das aufmerksame Auf-sich-wirken-lassen der Wirklichkeit. Allerdings könne sich das nur bei einem Menschen ereignen, der sich auf einem Weg befinde, der zu einem »höheren Verständnis« führe. C. G. Jung führt drei Wege an, die es ermöglichen, zu diesem »höheren Verständnis« zu gelangen:

Mit dem Bild vom »Akte der Gnade« gebraucht C. G. Jung wiederum eine Sprache, die uns nicht mehr unmittelbar zugänglich ist. Wohl gibt es Menschen, die davon berichten können, dass sie diesen Prozess als inneres Bild erleben konnten in der Weise, dass sie von einem höheren Wesen gnädig durch einen Todesprozess hindurch zum Licht geführt wurden. Bill beschreibt in dem Buch »Anonyme Alkoholiker« eine entsprechende Erfahrung. Doch das durchschnittliche Bewusstsein des heutigen Menschen erlebt diese Situation meist als äußerst bedrängende soziale und seelische Pressung, die dieses Bewusstsein an den »Rand« bringt: an den Rand, wo entweder der Weg zum Leben oder der Weg zum Tode beginnt. Der Süchtige erlebt diese Situation - wenn es ihm aufgegeben ist, sie in voller existentieller Schärfe zu durchleben - als das Hereinbrechen der Dämonen der Nacht, der Angst, der Einsamkeit, von Wahnsinn und Tod. Er erlebt sich in der Hinbewegung auf eine totale seelische und geistige Ver-»nicht«-ung, vor deren Kraft und Zwangsläufigkeit er nur noch zu kapitulieren vermag. Gelingt es dem Süchtigen, diese Erfahrung anzunehmen und zu überleben, dann hat er das erlebt, was in einer spirituellen Sprache »Ego-Tod« und in der Sprache der Anonymen Alkoholiker »Kapitulation« genannt wird. Indem der süchtige Mensch die negative, pressende Seite als zu seiner Existenz zugehörig annimmt, stirbt sein bisheriges Konzept der Welt, und er gewinnt sein Leben körperlich, seelisch, geistig und sozial wieder zurück.

Doch was ist die Gnade an dieser Erfahrung? Die meisten Menschen, die in unserer heutigen Zeit und mit dem unserer heutigen Kultur entsprechenden Bewusstsein durch diesen Prozess hindurchgegangen sind, sprechen von dem »Geschenk« der Kapitulation und meinen damit die Tatsache, dass diese Kapitulation überhaupt zu einem bestimmten Zeitpunkt ihren Anfang nahm bzw. sich ereignete. Es ist tausendfach beobachtbare Wirklichkeit, dass niemand - weder der Betroffene noch die Angehörigen noch die Helfer - voraussagen kann, ob und wann sich die Gnade der Kapitulation ereignet. Wohl lässt sich manchmal eine Ahnung ausmachen, dass es nun bald soweit sein könnte; aber diese Ahnung hat nicht die Qualität der Berechnung und bezieht die Möglichkeit der Vorhersage nur in dem Maße, in dem sie in der Kraft der Hoffnung gründet. Der Autor hat es schon mehrfach erlebt, dass Alkoholiker eine stationäre Therapie mit der Begründung verließen, sie wollten jetzt so schnell wie möglich nach Hause um zu »kapitulieren« oder um die vom Intellekt als notwendig eingesehene Kapitulation zu »machen«. Diese Menschen hatten es nicht verstanden, dass Kapitulation ein Geschenk, d. h. ein nicht einklagbarer, nicht vorhersagbarer, nicht machbarer Akt der Gnade ist. Ohne überhaupt einen Tropfen Alkohol zu sich genommen zu haben, zeigten sie damit ihre »besoffene«, alkoholische Lebenshaltung, der autonome Schöpfer eines eigenen Kosmos sein zu wollen, ohne ein Wissen von der geistigen Realität der »Gnade« zu haben.

Aus der Erfahrung der Gnade wächst eine Lebensgrundhaltung der Dankbarkeit; denn derjenige, dem Gnade widerfuhr, weiß, dass er dafür nichts anderes tun musste, als nur genügend zu »saufen« und zu »sündigen«, d. h. sich gegen die Lebensgesetzlichkeiten zu verhalten.

Als weiteren Weg, um hinter den Äußerlichkeiten der Sucht den spirituellen Prozess zu erleben, gibt C. G. Jung den »persönlichen und aufrichtigen Kontakt mit Freunden« an. Hier bestätigt C. G. Jung aus seiner langjährigen profunden Erfahrung als Forscher und Therapeut die Erfahrungen der Selbsthilfegruppen des »Zwölf-Schritte-Programms« der Anonymen Alkoholiker. Die Aufrichtigkeit des Kontaktes der Menschen untereinander ist in den »Zwölf Schritten« und den »Zwölf Traditionen« der Anonymen Alkoholiker und der von ihnen abgeleiteten Gruppen festgelegt. Auch dies ist wieder eine deutlich beobachtbare und für den, der es wollte, eine messbare Realität, dass sich durch die Aufrichtigkeit des Sichmitteilens unter diesen Menschen ein neues körperliches, seelisches und geistiges Leben zeugt. Es ist keine oberflächliche Wortparallelität, wenn darauf verwiesen wird, dass das lateinische Wort für »testes« sowohl die Bedeutung des lebenzeugenden Hodens als auch die Bedeutung des Zeugen (vor Gericht) hat. Die Bezeugung des eigenen Weges aus der Not vermag neues Leben zu zeugen. Dies ist ein spiritueller Akt, indem durch das Wort Leben weitergegeben wird. Dies ist der Sinn vom »lebendigen« Wort. Tausendfach geschieht es in unserer Zeit, mitten im Alltag, dass ein grau gewordener Mensch wieder zu strahlen beginnt: Das ist der geheime Sinn des inneren Dranges unserer Kultur, Materie zu wandeln. Ist doch die Aufgabe, die sich der Menschheit unseres Zeitalters stellt, die Kernwandlung des Menschen; denn die einzige strahlende Materie, die interessiert, ist der durch geistige Erfahrung körperlich gewandelte, strahlende Mensch. Wo unsere Kultur das eigentliche Thema nicht versteht, sieht sie sich, in den Materialismus abgestürzt, im Spiegel des verstrahlten Menschen wieder.

Als dritten Weg, um hinter scheinbar biologischen Bedürfnissen die Gewalt spiritueller Kräfte zu erkennen, gibt C. G. Jung »eine höhere Ausbildung des Geistes über die Grenzen des Rationalismus hinaus« an. Darum ist es so wichtig, dass Menschen lernen, gerade wenn sie durch einen Prozess der Suchterfahrung hindurchgegangen sind, Zeugnis zu geben. Denn sie tragen dazu bei, mit der Verbreitung des Wissens um die *wissenschaftliche Hilflosigkeit* bezüglich der Sucht und ihrer Heilung in nüchterner und rationaler Weise die üblichen Sichtweisen innerhalb unserer Gegenwartskultur über die Grenzen des üblichen Rationalismus hinauszuheben.

Das Prinzip des Bösen

C. G. Jung fährt in seinem Brief an Bill fort:

> »... Ich bin fest davon überzeugt, dass das Prinzip des Bösen, das in dieser Welt vorherrscht, das nicht begriffene geistige Bedürfnis ins Verderben führt, wenn nicht wirkliche religiöse Erkenntnis oder der Schutzwall einer menschlichen Gemeinschaft ihm entgegengesetzt wird. Ein gewöhnlicher Mensch, der nicht durch das Eingrei-

fen von Oben geschützt ist und in der Gemeinschaft isoliert dasteht, kann der Macht des Bösen kaum widerstehen, die in zutreffender Weise der Teufel (devil) genannt wird. Jedoch der Gebrauch solcher Worte ruft so viele Missverständnisse hervor, dass man sich so viel wie möglich von ihnen fernhalten muss ...«

Das nicht begriffene geistige Bedürfnis, d.h. das als biologisches Bedürfnis missverstandene süchtige Verlangen, braucht die Begegnung mit einer wissenden menschlichen Gemeinschaft. Wir brauchen diese Hilfe auf unserer menschlichen Ebene, weil wir in der Regel keinen Schutz von »oben« haben. Hier spricht C. G. Jung wieder in der Sprache des Mittelalters.

Obwohl dem Autor schon Menschen begegnet sind, die so ergreifend von der Begegnung mit ihrem Schutzengel zu berichten wussten, dass er sich gerade noch mit der Frage zurückhalten konnte, ob die Engel nun wirklich Flügel haben, werden die meisten Menschen unserer Gegenwartskultur das Abgetrenntsein vom Oberen mit einer gewissen Alltäglichkeit und Nüchternheit erfahren. Die übliche Weise, wie der heutige Mensch sein Abgetrenntsein vom Oberen und damit seine Schutzlosigkeit gegenüber dem, was aus dem Unteren wirkt, erlebt, ist die Depression oder die depressive Lebenshaltung. In der Depression wird deutlich, dass sich die ganze Körperlichkeit nach oben hin abschirmt und sich dem Unteren öffnet: das Gebeugtsein, das Hängen, das Sich-schwer-Fühlen, das Ausweichen vor Helligkeit und Sonne, die Hinwendung in die Nacht, das Erleben von innerer Dunkelheit und oft die Erfahrung, nicht mehr beten oder meditieren zu können. In Gesprächen mit Depressiven ist der Autor schon mehrfach der Frage nachgegangen, ob Depression die Folge dieses Abreißens der Verbindung nach oben ist oder umgekehrt deren Voraussetzung.

Ein Mensch, der tief bewusstlos seinem Suchtprozess ausgeliefert ist, hat weder einen Schutz von »oben« noch den Schutz einer wissenden Gemeinschaft. Vom »Oberen« ist er durch seine süchtigen Allmachtserfahrungen abgeschnitten, und auf der sozialen Ebene ist er durch die Auswirkungen seines Symptoms isoliert. Er hat keine Verbindungen mehr, er ist mit sich allein und absolut einsam. Es mag sein, dass er noch einige Weggefährten besitzt, die mit ihm dieselbe Strecke laufen, aber er wird keine Verbindung und Beziehung haben und ist daher machtlos dem »Prinzip des Bösen« ausgeliefert, das für ihn in seinem Symptom erfahrbar wird an dem Punkt, an dem er sich von ihm besessen erlebt.

Spiritus contra Spiritum[6]

Der letzte Abschnitt des Briefes lautet:

> »... Das sind die Gründe, warum ich Roland H. keine volle und ausreichende Erklärung geben konnte, aber Ihnen gegenüber wage ich es, weil ich aus Ihrem ehrlichen und aufrichtigen Brief schließe, dass Sie sich eine Auffassung erworben haben, die sich über die irreführenden Plattheiten erhebt, die man gewöhnlich über Alkoholismus hört. Sehen Sie, Alkohol heißt auf Lateinisch »Spiritus«, und man verwendet das gleiche Wort für die höchste religiöse Erfahrung wie auch für das verderblichste Gift. Die hilfreiche Formel ist daher: SPIRITUS CONTRA SPIRITUM. Indem ich Ihnen nochmals für Ihren freundlichen Brief danke, verbleibe ich
>
> Ihr aufrichtiger C. G. Jung«

Es ist ein altes Wissen, dass der spirituelle Weg, die Selbst-Werdung (oder die Individuation, wie C. G. Jung sagen würde), nicht ungefährlich ist. Darum war schon immer Führung vonnöten. Doch in der Gegenwart unserer Kultur besteht für die meisten Menschen die Herausforderung, ohne Führung eines Gurus, Papstes, ohne Autorität einer allgemein anerkannten Kirche oder religiösen Tradition den Weg zu gehen. Jeder versucht seinen eigenen Weg zu finden, und wo die entsprechenden Widerfahrnisse auf diesem Wege nicht verstanden werden, wird die Erfahrung von Krankheit und Tod gemacht.

Daher ist es gerade für den süchtigen Menschen lebenswichtig, sich mit anderen betroffenen, wissenden und von sich zeugenden Menschen zusammenzutun, um Erfahrung, Kraft und Hoffnung zu teilen. Bill konnte in seinem Brief an C. G. Jung die Mitteilung machen, dass es diese Gemeinschaft wissender Menschen in der Gemeinschaft der Anonymen Alkoholiker gibt, wo die wahren Hintergründe des »Durstes« verstanden werden und wo das Bewusstsein lebendig ist, dass der Alkoholismus sich zwar am Körper zeigt und in der Seele durchlitten wird, dass er aber seine Heilung nur aus dem Geistigen heraus findet.

---

6 lat.; Geist gegen geistiges Getränk

Literaturhinweise

Anonyme Alkoholiker: Ein Bericht über die Genesung alkoholkranker Männer und Frauen, 1983

Grof, Christina and Stanislav: The stormy search for the self. New York 1990

Lechler, W. H.: Nicht die Droge ist's, sondern der Mensch, Santiago Verlag Goch 2009,

KONRAD STAUSS

NEUE IDENTITÄT

Der Individuationsprozess nach den Seligpreisungen der Bergpredigt

Nach C. G. Jung genügt es dem heutigen Menschen nicht mehr, an sogenannte institutionalisierte Wahrheiten zu glauben. Der Weg zur religiösen Erfahrung ist das Wesentliche. Erfahrung hat damit zu tun, dass ein innerer Weg des Ergriffenwerdens und Ergreifens beschritten wird. Wichtig ist nicht mehr der Glaube allein, sondern vielmehr die Erfahrung, die zum Glauben geführt hat. Wer umgekehrt eigene Erfahrungen nicht zulassen darf, muss Autoritäten und Gesetzen vertrauen. Aber ein auf Autoritäten allein aufgebautes Lebenskonzept lässt die Tiefenschichten der Seele unberührt und verhindert die Entwicklung einer spirituellen Identität.

Aus diesen Gründen will ich die Seligpreisungen so interpretieren, dass ein Erfahrungsprozess sichtbar wird, der aufgrund unserer therapeutischen Erfahrungen, sei es als Patient oder als Therapeut, nachvollziehbar ist.

Voraussetzung dafür ist, dass wir die spirituelle Dimension in unser psychotherapeutisches Verständnis mit einbeziehen.

Die Seligpreisungen der Bergpredigt würden falsch interpretiert, wenn man sie als eine Ansammlung von ethisch-moralischen Vorschriften missverstehen würde. Vorschriften oder - im günstigsten Fall - Ideale würden dann in Form eines blinden Gehorsams eingefordert. Sie degenerieren dadurch zu einer autoritär-dogmatischen Gesetzesreligion. Vorschriften oder Ideale, die ursprünglich als eine lebensfördernde Orientierung gedacht waren, werden zu zwingenden Geboten, deren Erfüllung und Einhaltung wichtiger wird als das Leben selbst. Das, was lebensbejahend gedacht war, wird dann zu einem lebensverneinenden Gesetzeskatalog. Jede Abweichung von diesem Katalog wird innerpsychisch mit Schuldgefühlen beantwortet. Um diese Schuldgefühle zu mildern, kommt es zu einer Überanpassung an diese Normen und Ideale statt zu eigener Identität.

Der Bericht von der Bergpredigt (Matthäus 5,1 ff) beginnt: »Als Jesus die vielen Menschen sah, stieg er auf einen Berg. Er setzte sich, und seine Jünger traten zu ihm. Dann begann er zu reden und lehrte sie.« Er lehrt sie einen Individuationsprozess, durch den sie sich so verändern können, dass sie autonome Menschen mit einer einmaligen Identität werden. Diesen Individuationsprozess möchte ich anhand der Seligpreisungen aufzeigen. Die neun Seligpreisungen kann man in drei Mal drei Gruppen einteilen. Jede Dreiergruppe umfasst einen in sich geschlossenen Prozess, und alle neun Seligpreisungen zusammen ergeben einen vollendeten Prozess.

1. »Selig sind die Armen im Geiste, denn ihrer ist das Himmel reich.«

»Selig« bedeutet auch: glücklich, reich, begütert, glücklich zu preisen. Die Zueignung »ihrer ist« taucht in allen Seligpreisungen auf und meint: Sie werden in sich selbst das Himmelreich, Leben und Trost finden.

Am Anfang steht die Symptomaufgabe

Das Erste, was wir opfern müssen, um gesund zu werden, ist der Reichtum unserer Symptome. Symptome haben eine seelische Funktion. Sie stellen einen Kompromiss zur Lösung eines seelischen Konfliktes dar. In unserer Kindheit diente diese Konfliktlösung dem Überleben und hatte eine wichtige Schutzfunktion. Im späteren Leben ist diese Lösung keineswegs mehr optimal. Denn wir müssen einen Preis dafür bezahlen. Unbewusst gehen wir einen Teufelspakt ein: Einerseits brauchen wir uns den Schwierigkeiten und Anstrengungen, ja den Wachstumsschmerzen nicht zu stellen, die zu einer optimalen Problemlösung führen würden, andererseits zahlen wir einen Preis in Form der Symptombildung - wir verdrängen das Problem ins Unbewusste. Verdrängung aber geht auf Kosten unserer Lebendigkeit, das »innere Kind« wird abgetötet. Erst wenn der Preis zu hoch wird, sind wir in der Regel bereit, uns dem unbewussten Konflikt zu stellen.

Bei Suchtkranken ist der Preis oft der eigene soziale, psychische und physische Untergang. Nur wenn wir vor unseren Symptomen als Ausdruck einer fadenscheinigen Problemlösung kapitulieren, haben wir eine Chance, dem Leben, so wie es gedacht ist - und Symbol dafür ist das Himmelreich -, näher zu kommen.

Am Anfang steht also die Symptomaufgabe (Casriel). Die Aufgabe ist das Loslassen. Wir müssen eine neue geistige Haltung finden, eine nüchterne Einstellung uns selbst gegenüber, die frei ist von Selbstmitleid, Selbstbeschuldigung, Fremdbeschuldigung und Selbstverurteilung. Es geht nicht um Schuld oder gar Verurteilung, sondern um Metanoia (Sinnesänderung), um Umkehr. Voraussetzung dafür ist innere geistige Armut.

Geistig arm werden bedeutet, uns mit uns selber zu konfrontieren und uns ohne Abwertung oder Aufwertung anzuschauen. Die Auf- und Abwertung verweist auf unsere narzisstische Kränkung. Es ist eine Tatsache, dass am Anfang der Genesung unser Stolz verletzt wird. Denn unser ganzes bisheriges Lebenskonzept steht zur Diskussion. Wir müssen uns eingestehen, dass es so nicht mehr weitergehen kann. Dieses Eingeständnis bedeutet nicht mehr und nicht weniger als die bedingungslose Kapitulation, wie sie die Anonymen Alkoholiker im ersten Schritt ihres Zwölf-Schritte-Programms fordern.

Bonding zu Gott

Wir müssen wieder arm werden, unsere Symptome abrüsten, bedingungslos kapitulieren bis zum existentiellen Tiefpunkt. So haben wir eine Chance, unserer spirituellen Bestimmung näher zu kommen. Der Name dafür ist *»Himmelreich«*. Das Paradoxe im Tiefpunkt ist, dass wir gerade dort, wo wir den Abgrund vermuteten, spüren, dass wir angekommen sind. Die christliche Umschreibung für diese Erfahrung lautet: »Wir können nicht tiefer fallen als in Gottes Hand.« Durch den Prozess des »Armwerdens« entsteht eine neue Beziehung zum Leben, ein Bonding mit der Existenz, mit Gott.

Ökologisches Bonding

In unserer abendländischen Kultur ist die Flucht in den materiellen Reichtum und Erfolg ein häufiger und kulturell sanktionierter Ausweg aus unseren Problemen. Aber welchen Preis zahlen wir dafür! Angesichts der ökologischen Schäden werden wir uns allmählich bewusst, dass wir dabei sind, unsere Lebensgrundlage zu zerstören. Die Umwelt muss zur Mitwelt werden, in die wir eingebettet sind. Zum Bonding der Existenz gehört gerade heute ein Bonding zur Mitwelt zwingend dazu.

2. »Selig sind die Trauernden, denn sie werden getröstet werden.«

Trauernde sind solche, die unter Kummer, Schmerz, Elend, Unglück und Schuld leiden.

»Getröstet werden« meint, dass sie einen Fürsprecher, einen Helfer, eben einen Tröster finden.

Trauer und Bonding

Hinter allen Formen von »Symptomreichtum« steht ein tiefer seelischer Schmerz. Um diesen Schmerz nicht zu spüren, flüchten wir uns nach außen in einen zerstörerischen Reichtum. Erst wenn wir uns unserer inneren Armut stellen, werden wir den Schmerz spüren. Eine große Traurigkeit, die schon immer vorhanden gewesen ist, wird uns bewusst. Alle Verletzungen und Kränkungen, die wir im Verlauf unseres Lebens und in unseren Beziehungen erlitten haben, tun wieder weh. Nur Wunden, die durch Trauer gereinigt worden sind, können heilen. Unverarbeitetes Leid ruft neues Leid hervor. Wir sind nach einem psychischen Gesetz gezwungen, uns dieselben Wunden wiederholt zuzufügen, es sei denn, wir stellen uns unserem Schmerz in der Trauer. Trauer beinhaltet viele Gefühle: Schmerz, Angst, Wut. Das Wiedererleben und Durcharbeiten dieser Gefühle macht frei, froh und liebesfähig. Alle, die es erprobt haben, wissen von dieser seelischen Realität.

Nicht zugelassene Gefühle zu spüren und die Illusionen der Flucht und der Abwehrmechanismen zu erkennen ist das eine, getröstet werden ist das andere. Nur wer in der tröstenden Umarmung eines anderen seine Gefühle zulassen kann, wird erfahren, dass er das bekommt, wonach er sich unbewusst gesehnt hat: sich angenommen fühlen, so wie er ist. Eine solche Beziehung entsteht wie von selber, wenn wir anfangen, unsere Gefühle mit anderen zu teilen.
Diese Form der Verbundenheit hat Casriel mit Bonding bezeichnet: emotionale Offenheit und körperliche Intimität. Bonding heißt, ich darf mich so zeigen, wie ich bin, mit all meiner Wut, meinem Schmerz und meiner Angst - so wie ich geglaubt habe, mich nie jemandem zumuten zu dürfen. Ich mute mich wieder zu und mache die Erfahrung, dass ich getröstet werde. Ich fühle mich anderen Menschen wieder tief verbunden, erfahre Lebensfreude und Liebesfähigkeit. Schließlich können wir auch in uns selber Trost finden, wenn wir den Trost, den wir durch andere erfahren haben, verinnerlichen.

3. »Selig sind die, die keine Gewalt anwenden (die Sanftmütigen),
denn sie werden das Land besitzen.«

»Sanftmütig« heißt auch: zahm, milde, freundlich, gnädig, willig, liebevoll, gelassen, ohne Groll.

»Das Land besitzen« bedeutet auch: ein Los, ein Grundstück, einen Anteil empfangen, und zwar von der Erde, vom Weltkörper, ein Stück Heimat. Frei übersetzt: »Der Besitz, der uns durch das göttliche Los zukommt, ist Haben und wesenhaftes Sein.« Bei Identität sind Äußeres, das Haben, und Inneres, das Sein, identisch.

Moral und falsche Gewaltlosigkeit

Diese Seligpreisung darf nicht als moralischer Appell zum gütigen Umgang miteinander missverstanden werden. Wer versucht, per moralischer Vorschrift gewaltlos zu sein, läuft Gefahr, strukturell gewalttätig zu werden.

Gewaltlosigkeit als reines Über-Ich-Diktat beinhaltet in sich selbst schon Gewalt. Der Weg zur Hölle ist mit guten Vorsätzen gepflastert.

Diejenigen, die co-abhängig geworden sind, kennen diese Form der Pseudo-Gewaltlosigkeit, die eher eine Schwäche als eine Stärke ist. Zwar sind sie anscheinend gewaltlos nach außen, indem sie jede Demütigung schlucken, aber ihr unterwürfiger Masochismus entpuppt sich als Gewalt gegen sich selbst. Sie fühlen sich unbewusst schuldig und versuchen, den Partner manipulativ zu kontrollieren, um ihre eigenen Schuldgefühle zu mildern. Diese Form der manipulativen Kontrolle entlarvt sich bei genauerem Hinsehen als eine subtile Form der Gewalt. Manipulative Kontrolle unter dem Deckmantel von Liebe und Fürsorge ist für einen selbst wie für den anderen gefährlich. Sie erstickt jedes Streben nach Eigenständigkeit schon im Keim, führt zu neuen Schuldgefühlen und womöglich zum Suizid.

Identität und Gewaltlosigkeit

Von Gewaltlosigkeit zu reden ist erst dann möglich, wenn ich keine Gewalt gegen mich selbst in Form von Selbstabwertungen und Schuldgefühlen und keine Gewalt gegen andere in Form versteckter, manipulativer oder offener, direkter Form ausübe. Die psychischen Voraussetzungen dafür sind klare, fest strukturierte Ich-Grenzen. Diese Ich-Grenzen sind besetzt mit konstruktiver Aggression. Das bedeutet, man ist in der Lage zu entscheiden, was gut ist für die eigene Integrität und Identität und was ihr schadet. Was mir schadet, kann ich abwehren. Wer die Fähigkeit zur Ich-Abgrenzung besitzt, erwirbt dadurch ein Gefühl von Identität. »Das Land besitzen« steht symbolisch auch für den Besitz des »inneren Landes«, nämlich eigener Identität. Man kann sich bei sich selber zu Hause fühlen, hat eine innere Heimat.

Mangelnde Identität und Gewalt

Das Gegenteil von innerem Landbesitz kennen wir in Gestalt der verwüsteten Seelenlandschaften bei Gewaltopfern oder als innere Leere als Ausdruck des Verlustes von Identitätsgefühl. Je weniger Autonomie und Identität wir besitzen und je weniger wir auf unsere Ich-

Grenzen achten, um so gewalttätiger werden wir - gewalttätig gegenüber uns selbst, indem wir uns den Anforderungen der Außenwelt bis zur Selbstaufgabe anpassen, gewalttätig gegen andere, indem wir versuchen - zum Beispiel durch die »Tyrannei des Leidens« -, andere zu manipulieren, oder indem wir, getrieben von innerer Verzweiflung, direkt Gewalt ausüben.

Identität und Autonomie

Gewaltlos mit mir selbst umgehen heißt, dass ich das Wahre und Echte aus der Tiefe meines Herzens aufsteigen lasse, meinen Gefühlen, Träumen und Phantasien nachspüre, um so meine Lebendigkeit und Entwicklung zu fördern. Das schließt Abgrenzung und Begrenzung ein - es ist die Freiheit in der großen Ordnung. Dort, wo die Grenzen zwischen Menschen nicht klar sind, treten Unsicherheit, Missverständnisse und Ängste auf. Wo Gewaltlosigkeit und Sanftmut nur Nachgeben bedeuten, führt das zu Überanpassung oder symbiotischer Verschmelzung statt zu eigener Freiheit und Identität.

Wer sein »Land« besitzt, kennt seine Grenzen und respektiert die Grenzen anderer. Er kann die Abgrenzung anderer und deren Kritik annehmen. Die eigene Autonomie und Freiheit lässt auch die der anderen zu. Man kann den anderen anders sein lassen und achtet dessen Entwicklung.

Identität und Bonding

Autonomie als gewaltlose Inbesitznahme des (inneren) Landes entsteht aus der Beziehung zum Leben (Gott) und aus der Beziehung zu anderen. Das zweifache Bonding der ersten beiden Seligpreisungen erweitert sich zu einem Bonding zu mir selber. Dieses Bonding zu mir selbst ist unlösbar verknüpft mit meiner Identität, dem Respekt vor dem Leben und der Achtung vor anderen. Es ist eine Identität, die durch eine dreifache Beziehung entsteht, eine Autonomie, die andere nicht aus-, sondern einschließt. Diese integrative Fähigkeit ist das wesentliche Merkmal einer Identität durch Gewaltlosigkeit im Unterschied zum narzisstisch gefärbten Individualismus der Gegenwart.

PERSÖNLICHE IDENTITÄT DURCH
DREIFACHES BONDING

	BONDING
1. Selig sind die Armen im Geiste denn ihrer ist das Himmelreich.	zu Gott zum Leben
2. Selig sind die Trauernden, denn sie sollen getröstet werden	zu den anderen
3. Selig sind, die keine Gewalt anwenden, denn sie werden das Land besitzen	zu sich selber

Zusammenfassung

Die erste Seligpreisung verschafft uns über den Weg des »Armwerdens« ein Bonding zur Existenz, die zweite Seligpreisung schafft über den Weg der Trauer und des Getröstet-Werdens ein Bonding zu den anderen. Die dritte Seligpreisung eröffnet das Bonding zu uns selbst, zur gewaltlosen Inbesitznahme unseres »inneren Landes«. Wir sind in dreifacher Hinsicht beziehungsfähiger geworden: dem Leben, unseren Mitmenschen und uns selbst gegenüber. Das Leben (Gott) und die Gruppe haben uns bedingungslos angenommen, nachdem wir kapituliert und uns unseren Gefühlen gestellt haben. Wir selbst nehmen uns an und erwerben dadurch Freiheit und Autonomie. Durch den Prozess der ersten drei Seligpreisungen haben wir eine neue persönliche Identität gewonnen.

4. »Selig sind, die hungern und dürsten nach Gerechtigkeit, denn sie sollen satt werden.«

Krankheit als Mangelsyndrom

Wer den Prozess der ersten drei Seligpreisungen nachvollzogen hat, kann mit der vierten Seligpreisung die Ursache seiner seelischen Krankheit verstehen lernen. Justitia, die Gerechtigkeit, wird mit verbundenen Augen und zwei Waagschalen dargestellt. Sie justiert ohne Ansehen der Person. Justieren kommt aus dem Lateinischen und bedeutet: genau einstellen, in die richtige Ordnung bringen. Im Deutschen haben wir eine ähnliche Wortbedeutung: Gerechtigkeit oder Gericht kommen von richten. Der Richter richtet neu aus. Wer sich nach Gerechtigkeit sehnt, sehnt sich nach einer neuen Ausrichtung, nach Ordnung. Er richtet sich aus, er orientiert sich an der großen Ordnung - nach dem Gesetz des Lebens.

Kranksein heißt, dass wir in die Irre gelaufen sind, unser Sein ist ein Irresein, ein Irrsinn geworden. Wir sind nicht mehr dem Weg des Herzens gefolgt. Unsere Verletzungen waren zu groß, unsere unbewussten Abwehrmechanismen hatten die Führung übernommen. Sie waren einerseits ein Schutz, haben andererseits in Abhängigkeit und schließlich in die Isolation geführt. Beides zusammen verursacht Entfremdung. Das Leben, Gott, die anderen wurden uns fremd, manchmal sogar bedrohlich. Wir selber wurden uns fremd, verloren uns. Der Weg, den wir gegangen sind, um unsere Verletzungen nicht zu spüren, führte ins Abseits.

Immer häufiger beobachten wir in unserer heutigen Gesellschaft, dass viele Menschen (und Politiker) ein wachsendes Ozonloch in ihrem Gewissen haben. Sie haben keinen ethischen Bezugspunkt mehr, an dem sie sich orientieren könnten. In den USA hat man jetzt begonnen, Managern und Politikern in Seminaren wieder ethische Maßstäbe zu vermitteln. Denn der Mangel an innerer Orientierung hat wirtschaftlich wie politisch verheerende Auswirkungen. Das Gewissensvakuum führt auf menschlicher, wirtschaftlicher und politischer Ebene zu einem defizitären Zustand, weil sowohl Einzelne als auch Politiker und Nationen ihre Glaubwürdigkeit verlieren.

Casriel hat seelische Krankheit als ein Mangelsyndrom beschrieben. Für ihn waren Symptome Ausdruck dieses Mangelzustandes im Sinne von Hunger und Durst. Dieser Mangel bedeutet das Fehlen des dreifachen Bondings, von dem in den ersten drei Seligpreisungen die Rede war. Mit dem dreifachen Bonding sind wir seelisch und spirituell wieder satt geworden, haben eine neue Ausrichtung bekommen, um wieder Zugang zu uns selber, zu anderen und zum Leben zu finden. Nur wenn wir mit dem Hunger nach Bonding in diesem dreifachen Sinn Bekanntschaft gemacht haben, kennen wir unser Bedürfnis nach Anleitung, nach Ausrichtung und Wegweisung und wissen, wie wir diesen Durst stillen können.

Zusammenfassung

Die vierte Seligpreisung erlaubt uns ein tieferes Verständnis für unsere seelische Krankheit - Krankheit als Mangelsyndrom. Wer sich durch diese Krankheit hat ergreifen lassen, durch ihre Heilung begriffen hat und die Verantwortung dafür übernimmt, wird seinen Hunger und Durst nach Gerechtigkeit zulassen und nach Wegen suchen, wie er wieder satt werden kann. Um unseren Mangel zu stillen, brauchen wir aber die Gemeinschaft mit gleichgesinnten Menschen (Gemeinde, Selbsthilfegruppe), die bereit sind, gegenseitig zu geben und zu nehmen, um diesen Hunger und Durst zu stillen.

5. »Selig sind die Barmherzigen, denn sie werden Erbarmen finden.«

Barmherzig kann man auch übersetzen mit: mitleidend.

Der Kreislauf des Gebens und Nehmens

Das Schlüsselwort in dieser Seligpreisung ist Barmherzigkeit. Wer barmherzig ist, wird Erbarmen finden. Hier werden wir mit dem Gesetz von Geben und Nehmen in der Gemeinschaft vertraut gemacht. Man muss Erbarmen genommen haben, um Barmherzigkeit weitergeben zu können. In der vorigen Seligpreisung sind wir mit der Ursache von seelischer Krankheit bekannt gemacht worden, mit dem Mangelsyndrom. Durch die richtige Ausrichtung wurden wir gesättigt. Aber nur zu nehmen reicht nicht aus. Alles, was wir genommen haben, müssen wir weitergeben, um es erneut zu bekommen. Die ersten vier

Seligpreisungen ermutigen uns, wenn wir Hunger nach Ge-richtet-Sein haben, zu nehmen. In diesem Fall ist Nehmen seliger als Geben. In der fünften Seligpreisung ist Geben seliger als Nehmen, unter der Voraussetzung, dass wir vorher genommen haben, um barmherzig zu werden. Wer barmherzig geworden ist, gibt, um Erbarmen zu finden. So kommt ein dauernder Kreislauf von Geben und Nehmen in Gang, der garantiert, dass wir nicht mehr in einen Mangelzustand geraten. Andererseits garantiert der Kreislauf des Gebens und Nehmens, dass wir den Prozess der Seligpreisungen immer wieder durchlaufen. So sind wir ständig erneut auf das gegenseitige Erbarmen angewiesen.

Das Nur-Geben als Falle

Die Tragik vieler Patienten besteht darin, dass sie früher nicht genug bekommen haben und jetzt das, dessen sie dringend bedürfen, nicht annehmen können. Daraus folgt eine orale Anspruchshaltung mit Zügen von Unersättlichkeit. Janov hat gesagt: »Es gibt nicht genügend Pelze, um einen Neurotiker zu wärmen.«

Das primär Mütterliche der Barmherzigkeit

In den Wörtern Barmherzigkeit und Erbarmen taucht die Silbe »barm« auf. Barm bedeutet im Althochdeutschen »Mutterschoß«. Barmherzigkeit heißt demnach, jemanden so anzunehmen, dass man ihn mit seinem Schoß und seinem Herzen umfängt, wie es eine Mutter tut. Barmherzigkeit ist also eine Metapher für das Weiblich-Mütterliche. »Holding« drückt dieselbe Qualität aus - jemanden halten wie eine Mutter ihr Kind im Schoß und am Herzen. In der vierten Seligpreisung herrschte ein väterliches Prinzip - nämlich Gerechtigkeit und das Verstehen von Krankheit als Mangelsyndrom. Jetzt in der fünften Seligpreisung hat das Mütterliche Vorrang.

Aus der Therapieforschung wissen wir, dass, egal, welche Methode wir benutzen, das therapeutische Basisverhalten im Sinne von Empathie gewährleistet sein muss, sonst nützen die klügsten Deutungen, Interpretationen oder Verhaltensanalysen nichts. Das mütterliche, empathische Basisverhalten ist das Fundament jeder therapeutischen

Beziehung. Allerdings muss das Väterliche in Form der Grenzsetzung und der kognitiven Verarbeitung hinzukommen. Wie im Leben müssen auch in der Therapie das Väterliche und das Mütterliche kooperieren.

Jede Entwicklungsphase benötigt ihre spezifische Form von Barmherzigkeit. In der ersten Entwicklungsphase braucht das Kind die primäre mütterliche Barmherzigkeit im Sinne des Wortes. Sie stellt das Fundament für seelisches Wachstum dar. Das Kind muss gehalten werden, damit es zu sich selbst findet. Gerade bei den jetzt so häufig auftretenden frühen Störungen hat diese primäre Barmherzigkeit gefehlt. Das gute, nährende Mütterliche gibt, weil der andere es braucht. Eine gute Mutter gibt Barmherzigkeit, weil sie selbst Erbarmen gefunden hat. Sie weiß vom Kreislauf des Nehmens und Gebens. Sie selber gibt, was sie von ihren Eltern bekommen hat. Sie gibt es ihrem Kind, damit ihr Kind es nimmt, um zu reifen und es später an seine eigenen Kinder weiterzugeben.

Aber Barmherzigkeit allein als auf dem Schoß und am Herzen Gehaltenwerden zu verstehen wäre zu wenig. Jede Entwicklungsphase bedarf einer eigenen, spezifischen Barmherzigkeit. Barmherzig sein heißt auch, dass wir unsere Gebrochenheit und damit unser Leben annehmen und bejahen, einschließlich unserer Schattenseiten. Wer gelernt hat, den Rahmen seines Fühlens, Denkens und Verhaltens aus seiner Lebensgeschichte zu verstehen, wird milde und barmherzig sein gegenüber Menschen, die nicht so sind wie er.

Barmherzigkeit und Genesung

Genesen heißt, dass wir uns wieder in den Kreislauf des Gebens und Nehmens einbinden. Wir haben genommen und bekommen, um weiterzugeben. Nehmen allein im Sinne eines egoistisch-narzisstischen oder symbiotischen Versorgt-werdens genügt nicht. Wenn wir diesem Trugschluss verfallen, handeln wir uns eine neue Krankheit ein. Wir werden süchtig nach therapeutischer Versorgung. Das ist nichts anderes als die Fortsetzung unserer Ausbeutungshaltung im Gewand des hilfsbedürftigen Patienten.

6. »Selig sind, die reinen Herzens sind, denn sie werden Gott schauen.

Die Seligpreisungen als Individuationsprozess

Die Seligpreisungen sind wie eine neue Schöpfung. Durch die seelischen Prozesse, die von den Seligpreisungen ausgelöst werden, werden wir verändert. Bleiben wir bei dieser Analogie zur Schöpfung, dann sind wir mit dieser sechsten Seligpreisung beim sechsten Schöpfungstag angekommen. An diesem Tag »sah Gott alles an, was er gemacht hatte: Es war sehr gut« (Genesis 1,31).

Das Ziel des seelischen Wachstums, nach C. G. Jung der Individuation, ist die Gotteserfahrung als Selbsterfahrung. Es kommt zu einer Wandlung der Persönlichkeit, christlich ausgedrückt: zur Wiedergeburt. Durch den kathartischen (reinigenden) Prozess der Seligpreisungen sind wir geläutert worden, haben ein »reines Herz« bekommen. »Man sieht nur mit dem Herzen gut«, sagt der kleine Prinz bei Exupéry. Mit der sechsten Seligpreisung ist das Ziel des Individuationsprozesses erreicht.

Die Bibel - ein Dialog Gottes mit den Menschen

Man kann die Bibel als Summe der dialogischen Erfahrungen der Menschen mit Gott verstehen. Durch die Bibel, das Wort Gottes, spricht Gott zu uns. Die Bergpredigt ist der zentrale Teil des Neuen Testaments. Durch die Seligpreisungen zeigt Gott uns einen Weg, wie wir ihn erkennen können. Meister Eckehart sagt: »Das Auge, mit dem ich Gott sehe, ist dasselbe Auge, mit dem Gott mich sieht.« Die sechste Seligpreisung erinnert an ein Wort des Propheten Jeremia, in dem er den neuen Bund Gottes mit den Menschen ankündigt (Jeremía 31, 33f).

»Ich lege mein Gesetz in sie hinein
und schreibe es auf ihr Herz.
Ich werde ihr Gott sein, und sie werden mein Volk sein.
Keiner wird mehr den anderen belehren,
man wird nicht zueinander sagen:
Erkennet Gott!
Sondern alle, klein und groß, werden mich erkennen ...
Denn ich verzeihe ihre Schuld.
An ihre Sünden denke ich nicht mehr«

Autonomie und Identität als Gotteserfahrung

Durch die Erfahrung des Prozesses der Seligpreisungen wird uns das Gesetz des Lebens vermittelt. Diese Erfahrung können wir verinnerlichen, uns »auf unser Herz schreiben«. Alles, was wir auf unser Herz schreiben, sind Erkenntnisse, die wir durch Erfahrung erworben haben statt durch theologisches oder intellektuelles Wissen. Es wird dann, so sagt schon Jeremía, keine Autoritäten mehr für uns geben, die uns kraft ihres Amtes, oder weil sie über größeres theologisches Wissen verfügen, über Gott belehren.

Gotteserkenntnis durch Erfahrung

Wir erkennen Gott durch die Erfahrung seines Wirkens:

- Er lässt uns dort, wo wir mit uns und unserem Leben am Ende, am Nullpunkt waren, bedingungslos kapitulieren, arm werden.
- Er lässt uns den Schmerz und die Trauer über unser ungelebtes Le-
- ben
  spüren und Trost in der Beziehung zu anderen finden.
- Er gibt uns unsere Autonomie zurück, indem er uns erkennen lässt, wie wir, bedingt durch unsere schwachen Ich-Grenzen, uns selber und anderen gegenüber gewalttätig geworden sind.
- Er lässt uns unseren Hunger und Durst nach Gerichtetsein, nach Ausrichtung und Orientierung erkennen. Unser Hunger und Durst ist nicht durch das Ausleben unserer Destruktivität zu stillen, sondern durch die Gemeinschaft mit Menschen, die sich dem dreifa chen Bonding verpflichtet fühlen.
- Er lässt uns das Gesetz vom Geben und Nehmen entdecken. Gene-
- sung heißt, dass wir Erbarmen annehmen und Barmherzigkeit wei-
- tergeben dürfen und so einem weiteren Mangelsyndrom vorbeugen.

Er lässt uns erkennen, dass all unsere Verzweiflung und Not einen Sinn hatte, dass nichts umsonst war. Wir dürfen die Vergangenheit loslassen (»an ihre Schuld denke ich nicht mehr«). Wir erfahren, dass wir, frei vom Ballast der Vergangenheit, ein reines Herz bekommen haben. Wir können einen sinngebenden Zusammenhang entdecken.

Gott lässt uns alle diese Erfahrungen machen, damit wir uns sein Gesetz von innen heraus aneignen und so unabhängig werden von äußeren Autoritäten. So bekommen wir durch unseren ganz persönlichen Erfahrungsweg eine spirituelle Identität geschenkt, um sein Gesetz zu verstehen. Dieses Gesetz will, dass wir satt werden an der Fülle des Lebens, dass wir fröhlich und glücklich sind. Dies ist die frohe Botschaft.

Zusammenfassung

Durch die ersten drei Seligpreisungen haben wir über das dreifache Bonding zu Gott, zu anderen Menschen und zu uns selbst gefunden. Wir haben unsere persönliche Identität entdeckt.

Durch die nächsten drei Seligpreisungen sind wir in einen Bedürfnis-Dialog getreten und entdeckten, dass unsere Krankheit Ausdruck eines Mangelsyndroms war. Diesen Mangel können wir durch das Geben und Nehmen in einer Gemeinschaft mit gleichgesinnten Menschen stillen, die sich dem dreifachen Bonding verpflichtet fühlen. Den Mitgliedern dieser Gemeinschaft ist gemeinsam, dass sie einen individuellen Erfahrungsweg auf dem Hintergrund der archetypischen Matrix der Seligpreisungen gegangen sind. Durch diesen persönlichen Erfahrungsweg sind sie unabhängig und frei von äußeren religiösen und psychotherapeutischen Autoritäten geworden. Sie haben ihr Herz geläutert und durch diesen kathartischen Prozess Gottes Wirken erkannt. Sie haben ihre spirituelle Identität erworben. Der persönliche Individuationsprozess - Selbsterfahrung als Gotteserfahrung - ist abgeschlossen.

In den letzten drei Seligpreisungen geht es um die sozialen Auswirkungen auf die Gesellschaft, in die diese Gemeinschaft eingebettet ist.

7. »Selig sind, die Frieden stiften, denn sie werden Söhne Gottes genannt werden.«

»Friedensstifter« heißt wörtlich: Friedensmacher.

SPIRITUELLE IDENTITÄT DURCH DEN INDIVIDUATIONSPROZESS NACH C. G. JUNG: SELBSTERFAHRUNG ALS GOTTESERFAHRUNG	
	Bonding
4. Selig sind, die hungern und dürsten nach Gerechtigkeit, denn sie sollen satt werden	durch Orientierung
5. Selig sind die Barmherzigen, denn sie werden Erbarmen finden	durch Geben und Nehmen
6. Selig sind, die ein reines Herz haben, denn sie werden Gott schauen	Ziel des Individuationsprozesses

Friede im sozialen Mikrokosmos

Nachdem wir unseren inneren Frieden gefunden haben, sind wir auch in der Lage, äußeren Frieden zu stiften. Unsere inneren Kämpfe sind ausgetragen. Unsere Zerrissenheit, unsere Widersprüche sind aufgehoben. Wir haben im Angesicht Gottes ein reines Herz erworben und spüren, was Ganzheit bedeutet. Söhne und Töchter Gottes sind diejenigen, die die Ganzheit wieder gewonnen haben, indem sie ihre Kämpfe mit sich selbst ausgetragen haben. Sie haben in die große Ordnung des Lebens zurückgefunden und sind zur Ruhe gekommen.

Die meisten Menschen tragen diesen Kampf nicht in sich selbst aus, sondern projizieren ihre negativen, von ihnen selbst abgelehnten Anteile nach außen. Durch diese Projektionen werden Feindbilder geschaffen, gegen die sie sich berechtigt fühlen, Krieg zu führen.

Meist sind unsere Beziehungsschwierigkeiten, psychologisch gesehen, nichts anderes als Entäußerungen unserer inneren Kämpfe. Ist die

Psyche zu schwach, um diese inneren Kämpfe in sich selber zu bewältigen, wird der innere Unfriede externalisiert und interpersonell ausgetragen. Menschen, die diese Illusion durchschaut haben und den Weg nach innen gegangen sind, können in ihrer Umgebung Frieden stiften.

Frieden stiften heißt, im Sinne der Ganzheit einzugreifen. Die entscheidende Frage in einer Beziehung ist zum Beispiel nicht: Wer hat recht?, sondern: Was müssen wir tun, um unsere Beziehung zu erhalten, damit wir zusammenleben können und eine Beziehungseinheit bilden? Damit ist nicht die Pseudo-Einheit der regressiven symbiotischen Beziehung gemeint, sondern die Einheit, die zwei autonome Individuen unter Respekt und Würdigung des Andersseins des anderen eingehen.

Voraussetzungen zum Frieden

Voraussetzung dafür ist, dass wir ein »reines Herz« haben und so auf die Projektionsmechanismen verzichten können. Söhne und Töchter Gottes werden diejenigen genannt, die im Sinne des dreifachen Bondings tätig sind. Diese Menschen spüren, dass sie neben ihrer biologischen Abstammung von ihren Eltern einen höheren Ursprung haben, dass sie Kinder des Lebens sind. Das Leben und im weiteren Sinne Gott als Schöpfer des Lebens ist unser eigentlicher Ursprung. Aus diesem Grund nennen sie sich Söhne und Töchter Gottes. Was Gott will, ist Liebe, Bonding und Ganzheit.

Wir sind am siebenten Schöpfungstag. Himmel und Erde wurden vollendet. Am siebten Tag vollendete Gott das Werk, das er geschaffen hat, und Gott segnete den siebenten Tag und erklärte ihn für heilig (Genesis 2,1-3).

Krankheit ist ansteckend, wie wir wissen. Aber es gibt auch eine ansteckende Gesundheit. Eine Gemeinschaft kann Auswirkungen auf andere Menschen haben, die selber auf der Suche sind.

8. »Selig sind, die um der Gerechtigkeit willen verfolgt werden, denn ihnen gehört das Himmelreich.«

Wir haben sieben Seligpreisungen durchlaufen, bis wir unseren inneren Frieden und Ganzheit gefunden haben. Der innere Friede trägt

Früchte, die in der Fähigkeit zum Ausdruck kommen, äußeren Frieden zu stiften (»An ihren Früchten sollt ihr sie erkennen«, Matthäus 7,16).

Mit der achten Seligpreisung beginnt etwas Neues. Die Zahl Acht drückt dies aus; wir müssen aufpassen: Neues beginnt. Deshalb sagen wir im Deutschen: Achtung!

Friede im sozialen Makrokosmos

Die Seligpreisungen sind realistisch genug um zu wissen, dass unser innerer und äußerer Friede auch sofort gefährdet sind. Denn nur wir und bestenfalls unsere Beziehungen haben sich verändert, die Welt ist die gleiche geblieben. Sie befindet sich noch im Mangelzustand und wird jeden Versuch zur Veränderung bekämpfen. Denn die Menschen spüren intuitiv, dass sie sich bei einer Veränderung mit dem ganzen Schmerz ihres ungelebten Lebens auseinandersetzen müssten.

Wie alle Systeme, so neigen auch soziale Systeme dazu, ihr altes Gleichgewicht wiederherzustellen. Aus der systemischen Familientherapie wissen wir, dass in dem Moment, in dem ein Familienmitglied gesund wird, die alte Ordnung des Systems Familie gefährdet ist. Unbewusst leistet es gegenüber der Genesung der Einzelnen Widerstand. Der Genesende spürt diesen Widerstand, muss aber seiner neuen Ausrichtung, seinem Gerichtetsein, treu bleiben, um nicht wieder krank zu werden. Wenn er dieser »Verfolgung« standhält, kann auch die Familie als System genesen, und seine eigene Gesundheit wird gefestigt.

Selig sind aber nur diejenigen, die um der neuen Gerechtigkeit willen, die dem Leben und der Genesung dient, verfolgt werden. Damit sind ausdrücklich nicht diejenigen gemeint, die sich aus einer krankhaften, paranoiden Haltung heraus verfolgt fühlen, weil sie in einer größenwahnsinnigen Verblendung glauben, im Besitz der Wahrheit zu sein. Auch diejenigen sind nicht gemeint, die in Form einer perversen Bescheidenheitsideologie alles ertragen und aus dieser Seligpreisung einen masochistischen Triumph ableiten, den sie auch noch spirituell überhöhen.

Das Himmelreich der achten Seligpreisung

Auffallend an dieser achten Seligpreisung ist, dass sie in der Formulierung des zweiten Halbsatzes der ersten Seligpreisung gleicht : »... denn ihnen gehört das Himmelreich.« Durch die ersten sieben Seligpreisungen haben wir das Himmelreich in uns und in unseren Beziehungen geschaffen. Dieses Himmelreich ist gefährdet. Es muss sich angesichts der Anfeindungen von außen auf die Dauer bewähren, um Bestand zu haben. Anfeindungen und Anfechtungen sind sogar notwendig. Unser Immunsystem zum Beispiel braucht die dauernde Auseinandersetzung mit den uns gefährdenden Stoffen, um effektiv zu werden. Die Bewährungsprobe durch die Auseinandersetzung mit der Umwelt ist ähnlich zwingend notwendig, damit unsere neue Haltung, unser Gerichtetsein, gefestigt wird. Das durch den Prozess der ersten sieben Seligpreisungen erworbene »Himmelreich« ist kein Erwerb auf Dauer im Sinne einer Besitzstandswahrung, sondern muss in der ständigen Auseinandersetzung mit der Umwelt jeden Tag neu erworben werden.

9. »Selig seid ihr, wenn ihr um meinetwillen verfolgt und auf alle
mögliche Weise verleumdet werdet. Freut euch und jubelt.
Euer Lohn im Himmel wird groß sein.«

Identität und Autonomie im sozialen Mikrokosmos

Bei der neunten Seligpreisung verändert sich der Ton. Sie fängt nicht mehr wie die anderen an mit »Selig, die ...«, sondern mit »Selig seid ihr ...«.

Vielleicht werden in dieser Seligpreisung mehrere Menschen angesprochen. Das könnte bedeuten, dass sie sich zu einer Gemeinde zusammengeschlossen haben, die im Geiste der Seligpreisungen lebt. Gemeinschaften, die sich diesem Geist verpflichtet fühlen, sind für ihre Umgebung noch bedrohlicher als die Genesung eines Einzelnen. Die Aussagen der Seligpreisungen sind radikal anders als unsere gewöhnlichen Ansichten vom Leben. (Das Wort radikal stammt von radix, die Wurzel.) Der Geist der Seligpreisungen hat eine andere Wurzel als unsere üblichen Lebensmaximen.

»Selig seid ihr« kann aber auch als Anruf an Einzelne verstanden werden. Gotteserkenntnis als Selbsterfahrung bedeutet, dass man seine Erfahrung an andere Menschen weitergibt, die bereit sind, sich dem Prozess der Seligpreisungen zu stellen. Einzelne Menschen, die durch diesen Prozess gegangen sind, haben einen überpersönlichen Ruf vernommen, einen Anruf im Sinne der Nachfolge, verbunden mit dem Auftrag, die Botschaft an diejenigen weiterzugeben, die bereit sind, »arm im Geiste« zu werden.

Durch die letzten drei Seligpreisungen erweitern wir unsere persönliche und spirituelle Identität zu einer sozialen Identität. Wir erwerben sie dadurch, dass wir den Anruf im Sinne einer Berufung vernehmen. Diese Berufung macht uns unabhängig vom Zeitgeist und sich ständig ändernden psychotherapeutischen Modellen. Wir verankern uns in der zeitlosen, ewigen Wahrheit der Seligpreisungen und finden so zu unserer wesenhaften Bestimmung. Diese neunte Seligpreisung zeigt die Vollendung auf. Durch den kathartischen Prozess der Seligpreisungen haben wir eine dreifache neue Identität erworben. Sie steht oft im Widerspruch zum herrschenden Zeitgeist. Wir müssen damit rechnen, »angefeindet« zu werden; und um unsere soziale Autonomie zu erhalten, müssen wir den Anfeindungen durch dialogische Auseinandersetzung begegnen.

SOZIALE IDENTITÄT DURCH TRANSPERSONALEN AUFTRAG DER NACHFOLGE: IDENTITÄT DURCH BERUFUNG

7. »Selig sind, die Frieden stiften, denn sie werden Söhne Gottes genannt werden.«	Bonding durch sozial-integrative Fähigkeit
8. »Selig sind, die um der Gerechtigkeit willen verfolgt werden, denn ihnen gehört das Himmelreich.«	8 und 9 Bonding mit Menschen mit Mangelsyndrom
9. »Selig seid ihr, wenn ihr um meinetwillen verfolgt und auf alle mögliche Weise verleumdet werdet. Freut euch und jubelt. Euer Lohn im Himmel wird groß sein.«	

Zusammenfassung

Durch die Seligpreisungen haben wir unsere persönliche, spirituelle und soziale Identität erworben. Diese Identitätserweiterung gibt uns neue Freiheiten. Dieser Identitätsbegriff ist keine exklusive Identität, die die Meinungen anderer ausschließt, eher im Gegenteil: Wer seine eigene Identität erworben hat, lässt die unterschiedliche Identität des anderen zu. Die neue Identität ist nicht statisch oder gar überheblich, sondern eine Identität aus dem dreifachen Bonding, die sich ständig erweitert und erneuert. Sie ist eine dialogische und damit dynamische Identität, die jeden Tag neu erworben werden will.

NEUE IDENTITÄT

A Persönliche Identität

1. Bonding zu Gott, zum Leben
2. Bonding zu den anderen
3. Bonding zu sich selbst

Persönliche Identität durch das dreifache Bonding

B Spirituelle Identität

4. Bonding durch Orientierung
5. Bonding durch Geben und Nehmen
6. Ziel des Individuationsprozesses

Spirituelle Identität
durch den Individuationsprozess nach C.G. Jung
Selbsterfahrung als Gotteserfahrung

C Soziale Identität

7. Bonding durch sozial-integrative Fähigkeit
8. und 9. Bonding mit Menschen mit Mangelsyndrom

Soziale Identität
durch transpersonalen Auftrag der Nachfolge
Identität durch Berufung

Die Seligpreisungen können als ein Medikament verstanden werden, das das Potential zur Veränderung und Heilung für diejenigen Menschen bereitstellt, die Sehnsucht nach dem ganz Anderen verspüren. Uns Psychotherapeuten stellen die Seligpreisungen einen archetypischen Prozess zur Verfügung, an dem wir uns in unserer Arbeit orientieren können. Voraussetzung dafür ist allerdings, dass wir unser psychologisches Menschenbild zu einem spirituellen Menschenbild erweitern.

HORST ESSLINGER

AUSWEG AUS DER JAMMERTALORGANISATION
Rückkehr zur Realität

Die Ernüchterung

Vor einigen Jahren besuchte ich in Irland Schwester Consilio in einer ihrer beiden Behandlungseinrichtungen für Menschen, die durch ihr Trinken in Not geraten waren. Wir sprachen über Therapie, und sie meinte, nachdem sie mir längere Zeit zugehört hatte: »Worauf es ankommt ist, dass wir Menschen füreinander da sind, den Rest macht der liebe Gott.« Mittlerweile glaube ich das auch. Schwester Consilio lebt wie ein Handlanger Gottes, spricht nicht viel von Religion und Kirche, sie ist für andere da, hilft, plant, ist gescheit, ehrlich und vernünftig, dabei nüchtern, humorvoll und eine verständnisvolle Gesprächspartnerin.

Diese angenehmen menschlichen Qualitäten rührten mich an, und da ich so wenig davon hatte, waren sie beneidenswert. Diese gleichen Fähigkeiten hatten mich bereits beeindruckt, als ich an Informationsmeetings der Anonymen Alkoholiker teilnahm. Ich erinnere mich noch gut an ein sogenanntes Geburtstagsmeeting einer amerikanisch-kanadischen Gruppe, das in unserer Klinik abgehalten wurde. Zwei Männer und eine Frau erzählten die Geschichte ihres Trinkerlebens und von der Zeit, in der sie nicht mehr trinken mussten. Ich erinnere mich nicht mehr an die Einzelheiten, die sie erzählten, jedoch noch gut an die Art, wie sie es taten. Sie waren fähig, in einfachen Worten gefühlvoll und humorvoll vor anderen mitzuteilen, worüber ich mich geschämt hätte oder mir lieber die Zunge abgebissen hätte. Sie sprachen über ihre Verfehlungen, ihr Scheitern, ehrlich, ohne aufzutragen. Sie mussten das, was sie äußerten, nicht mehr entstellen durch beschämtes Weglassen oder es der Situation anpassen. Sie konnten die Dinge einfach beim Namen nennen, so wie sie sie erlebt hatten. Das konnte ich nicht. Obwohl es mich beschämte, spürte ich doch den klaren intensiven Wunsch: Das will ich auch haben.

Die Zeit nach ihrem Trinken, in der sie die Anonymen Gruppen besuchen, bezeichnen Betroffene als ihren Genesungsweg. Die langsame, schrittweise Veränderung von Menschen, mit denen ich eine gewisse Zeit in therapeutischem Kontakt stand, hat mich in meinem Tun verunsichert, zunächst weil das, was ich als Therapieziel im Auge hatte und mir wichtig schien, all das nicht erfasst hatte, was sich auf ihrem Genesungsweg entwickelte. Der 2. und 3. Schritt des 12-Schritte-Programms bestand für mich nur aus einem befremdenden Wortschatz. Schritt 2: »Wir kamen zu dem Glauben, dass eine Macht, größer als wir selbst, uns unsere geistige Gesundheit wiedergeben kann.« Und der 3. Schritt: »Wir haben den Entschluss gefasst, unseren Willen und unser Leben der Sorge Gottes, wie wir ihn verstanden, anzuvertrauen.«

So schwierig es für mich damals war, solche Angebote an mich heranzulassen, war ich doch fähig wahrzunehmen, dass der Beginn des Glaubens an eine höhere Macht verbunden war mit einer Verminderung von Abwehrverhalten. Die Betroffenen waren bereit, sich mit ihren Schwierigkeiten anzunehmen und zu zeigen, verleugneten ihre Situation nicht mehr, gingen Diskussionen, Streitereien und Rechthabereien aus dem Weg, begannen zu vermeiden, was »ihrer Nüchternheit schadete«. Sie wurden persönlicher in ihren Aussagen. Diese Entwicklungen, die ich als Therapieerfolge betrachtete, obwohl sie nicht zu den üblichen Therapiezielen gehörten, beeindruckten mich immer wieder, obwohl mir die geistige Orientierung, die hier Raum gegriffen hatte, noch nicht so in den Kram passte.

Ich kann nicht mehr sagen, was dazu geführt hatte, dass ich ohne Kirche und Gottvertrauen leben und arbeiten wollte. Ich erinnere mich, dass ich schon als Kind die Überbringer der Heilsbotschaft, Autoritäten, Eltern und Lehrer, die Moral und Ethik verkündeten, einer kritischen Beobachtung unterzogen hatte, weil ich mich einerseits durch ihr Verhalten verletzt fühlte und weil ihre Worte mit der allgemein gelebten Moral nicht übereinstimmten. Kritik, Selbstschutz, Ablehnung, Angst und Vermeidung wurden trotz all meiner kindlichen Sehnsüchte und Wünsche wesentliche Teile meiner Realitätsbewältigung nach außen hin wie auch in der Kontrolle meines Innenlebens. Obwohl ich in meiner kindlichen Entwicklung keinen Grund hatte, an einer fürsorglichen höheren Macht zu zweifeln, da es genügend glückliche Zufalle und Fügungen gab und Schutzengel mich vor Gefahr bewahrten, hatte ich schließlich doch den Entschluss gefasst, die Dinge objektiv und wissenschaftlich zu betrachten. Eine Weltanschauung ohne einen geistigen Aspekt schien mir sicherer, weniger enttäuschend und vielleicht weniger schmerzhaft. Ich war schließlich 33 Jahre alt, hatte eine gute Familie, war wirtschaftlich ohne Not, hatte eine Arbeit, die mich erfüllte und begeisterte - und trotzdem: Ein paar ehrliche Worte genesender Alkoholiker konnten meine Weltanschauung und mein gut funktionierendes Leben in Frage stellen.

Eine wichtige Lehrstunde hatte begonnen, und ich war lernbereit. Ich war angerührt und wusste, was ich wollte. Von dem, was sich in mir da alles entwickelte, möchte ich ein wenig erzählen.

Das realistische Bild

Lernbereit sein heißt für mich mittlerweile, sein Ziel nicht aus den Augen verlieren, sich nicht ablenken lassen. Da ich immer dazu neigte, vielfältige äußere Anregungen und Anforderungen zu übernehmen und damit fertig zu werden, war ich überwiegend damit beschäftigt, das zu erledigen, was man, oder noch schlimmer, was ich von mir erwartete. Meine Ansprüche waren fachlich, menschlich, moralisch hoch, praktisch waren sie von mir und von anderen kaum zu erfüllen. Also waren sie dauernder Anlass, sich anzustrengen, sich nicht gehen zu lassen, um nicht zu versagen. Ich war aber auch nicht fähig, diese Einstellung loszulassen. Ich kann sie heute als meinen eigenmächtigen Versuch sehen, meine Welt ganz selbständig zurechtzuzimmern. Ich sage gerne dazu: meine Jammertalorganisation.

Ich muss als Kind recht empfindsam gewesen sein und gleichzeitig stur und bockig. Ich war in unserer Familie, die nach dem Krieg zusammengewürfelt wurde, der Kleinste und schnell verletzt, wenn ich mich ungerecht behandelt fühlte. Meine Gerechtigkeitsmoral zum Schutze der Schwachen brachte mich in eine permanente kritische Auseinandersetzung mit meiner Umgebung. Da ich häufig, ja fast immer, berechtigten Anlass für meine Kritik fand, gab es auch keinen Grund, damit aufzuhören. So war ich beschäftigt, mein Umfeld innen und außen zu kontrollieren. Ich erlaubte es mir nicht, mich gehen zu lassen, und war unangenehm berührt, wenn andere es taten. Als ich größer wurde, war ich mit den vielen neuen Kräften in mir beschäftigt, war nicht bereit, mit anderen darüber zu reden, und versuchte meine Männlichkeit, meine sexuellen Entwicklungen in meinem kindlichen Abwehrsystem unterzubringen, was immer wieder zu Krankheiten,

Versagenszuständen und vegetativen Störungen führte. Ich war gewohnt, das alles mit mir selbst auszumachen, litt und ließ andere leiden und war dauernd damit beschäftigt, mein eigenmächtiges Tun zu rechtfertigen.

Dass ich das heute so sagen kann, auch heute noch so bin, aber schrittweise genese, verdanke ich einer großen Zahl von Menschen, die ich in der Klinik, in Meetings und Seminaren getroffen habe. Ihr Mut und ihre Ehrlichkeit, ihr Vertrauen, mit dem sie von sich sprachen, machten es mir möglich, mich zu entdecken. Ich hatte ja etwas ganz Wesentliches gelernt, und das war zuzuhören. Mir war das, was ich hörte, ein wirklicher Erfahrungsschatz geworden, und ich konnte mich bedienen, indem ich mir eingestand: Ja, so bin ich auch. Ich denke, es war ein sehr aufwendiges Verfahren, das sich mir bot, um ein realistisches Bild von mir zu bekommen. Ich hatte meine kindliche Verletzlichkeit und Überforderung mit einem kindlichen Lebenskonzept konserviert und wurde nun fähig gemacht, das zu sehen und anzunehmen. Mein Vorteil war, ich konnte wieder mitreden, mitfühlen, teilnehmen, ich war nicht länger mit meiner Welt allein, und mein Selbstschutz wurde immer weniger wichtig.

Mit dem Hören und Annehmen entwickelte sich eine zweite Fähigkeit; ich wurde bereit, auch auf mich selbst zu hören, auf meine Empfindungen, Wünsche und inneren Stimmen zu achten. Die Worte Selbstachtung und Selbstwert gewannen plötzlich eine sinnvolle Bedeutung. Ich hatte das Gefühl, ein fühlendes Wesen zu werden in der Welt, in die es gehört. Worte und Begriffe, die ich früher nicht verstanden oder abgelehnt hatte, füllten sich plötzlich mit Leben. Viele Jahre nach meinem ersten Kontakt mit dem 12-Schritte-Programm der Anonymen Gruppen, das bei mir zunächst nur Abwehr und Unverständnis auslöste, waren einzelne Schritte, ohne dass ich etwas dafür tat, Lebensprogramm geworden, auf das ich heute nicht mehr verzichten möchte - und auch nicht könnte.

Auch der Gott meines Jammertals hat sich verändert. Eigensinnige, verletzte, bockige Kinder können nicht verstehen, dass Gott sie in solch einer Lage allein lässt und erhoffen von ihm Kraft, die ihnen hilft, in ihrem Jammertal weiterzuagieren. Mittlerweile glaube ich, dass wir die Freiheit haben, unseren Gott und unser Weltbild zu wählen. Ich glaube auch, jeder sollte hier den besten Gott einsetzen, den er sich nur irgendwie denken mag, sonst fällt es einem schwer, den 3. Schritt des 12-Schritte-Programms zu wagen: »Wir fassten den Entschluss, unser Leben und unseren Willen der Sorge Gottes, wie wir ihn verstanden haben, anzuvertrauen.«

Die Angst, die Einsamkeit und der Schmerz unseres nicht gelebten Lebens sowie seine notwendige Kontrolle sind der Mörtel und die Steine, die die Wände unserer kindlichen Schutzräume zementieren. Wenn wir später diese Überlebenskonzepte nicht ablegen können, entwickeln sich daraus Gefängnisse, aus denen wir eine unglückliche Welt und den dazu passenden Gott erschaffen.

Von Liebesabwehr zum Bedürfnis zu lieben

Jesus hat viele wichtige Hinweise für geistige Gesundheit gegeben. Nach dem vornehmsten Gebot gefragt, meinte er: Liebet Gott über alle Maßen und euren Nächsten wie euch selbst.

So wie es ohne Gott, ohne Liebe und ohne unser Gefühlsleben keine Nüchternheit geben kann, so geht es auch nicht ohne die anderen Menschen. Dieses Liebesgebot ist wohl einer der ernüchterndsten Hinweise für mich, um die Realität wieder zu erfahren.

Aber die Liebe war und ist ja ein echtes Problem. Seit ich das Liebesgebot als eine dynamische Orientierung nütze, hat sich sehr viel getan, und dieser Begriff entschlackt sich zunehmend. Lieben ist ja ein Tätigkeitswort und beschreibt eine Fähigkeit. Wir wünschen uns Liebe, wir bitten darum, wir arbeiten dafür. Abhängigkeit, Überfürsorglichkeit, Angst, Einengung, Missbrauch wurden als Liebe verkauft. Wir wurden in unserer Bedürftigkeit nach Liebe verlacht, verletzt, alleingelassen. Affairen, Romanzen, Selbstmorde sind Folgen schmerzhaft abgewehrter Liebe. Es wäre ein endloses Kapitel, über die verstörte Liebe zu reden.

Können Sie sich lieben? Können Sie Ihr Aussehen, Ihren Körper, Ihre Eigenschaften, Ihren Geist, Ihre Bedürfnisse, Ihre Sexualität lieben, so wie Sie gehen, wie Sie sprechen, wie Sie essen, wie Sie mit Arbeit und Geld umgehen, wie Sie sich in Ihrem Inneren annehmen? »Liebet«, hat er gesagt. Einfacher ist es für mich geworden, als ich annahm, dass ich das Geschöpf, das ich bin, lieben kann und dass es noch andere Geschöpfe um mich herum gibt, die zu mir gehören. Wenn ich sie liebe, gehören sie zu mir - ich kann sie verstehen, ich kann sie annehmen, ich bin bereit, teilzunehmen und mit ihnen zu teilen. Ich bin bereit, Verbindungen einzugehen. Wenn ich liebe, achte ich auf mich selbst und den anderen.

Liebe ich Gott über alles, um an ihm teilzuhaben, an seinem Geist, an seiner Schöpfung? Das klingt alles abgehoben, aber vielleicht können wir ein wenig fühlen, wie viel Abwehr und Unfähigkeit wir in diesem Bereich pflegen. Liebesabwehr beruht auf schmerzhaften Erfahrungen und schützt uns davor, erneut Enttäuschungen zu erleben, zugleich leidet darunter die Wahrnehmung der Realität. Liebevoll sein und Liebesabwehr schließen sich aus. Wenn ich liebevoll bin, nehme ich besser wahr, ich bin dann bei Sinnen, man könnte sagen, ich bin sinnlich, ich fühle unbeeinträchtigt von Abwehr. Das Wort Sinnlichkeit ist verrufen und hat in unserer Jammertalorganisation keinen so rechten Platz. Sie wird häufig als unvernünftig abgetan, dem sexuellen Missbrauch ausgeliefert oder als Wunderwerk bestaunt.

Dabei ist sie eines unserer wichtigsten Regulationssysteme, damit wir gut leben können. Wir haben ein sensuelles Wunderwerk in uns, den Bedürfniskreislauf. Er erinnert uns ans Leben und daran, dass der Schöpfer es gut mit uns gemeint hat und dass er sich freut, wenn es seinen Geschöpfen gut geht. Wir sind lebendige Wesen, und dass wir leben können, dafür sorgt unser Stoffwechsel. Er nimmt, was notwendig ist, aus der Umwelt, setzt es in den Körperzellen um und gibt, was nicht mehr gebraucht wird oder überflüssig ist, wieder nach außen ab. So sorgt das Leben dafür, dass wir immer etwas brauchen: Luft, Wasser, Lebensmittel, Nähe, Bewegung, Sinnesreize und vieles mehr. Nehmen wir an, es fehlt dem Körper Wasser, wird dieser Mangel durch besondere Gefühle gemeldet und bewusstgemacht. Wir bemerken ein Unwohlsein, vielleicht ein wenig Unruhe, und wenn uns Wasser oder irgendein Getränk in den Sinn kommt, registrieren wir, dass wir Durst haben. Wenn wir dieses Bedürfnis identifiziert haben, bekommen wir Lust, etwas zu trinken. Lust stellt uns auf das ein, was wir brauchen, und fördert unsere Konzentration darauf. Gleichzeitig werden wir empfänglich und bereit, das, was wir brauchen, in uns aufzunehmen. Die Lust macht uns auch genussbereit und fördert die Freude, uns das, was wir brauchen und worauf wir Lust haben, genussvoll einzuverleiben. Wenn wir genügend genossen haben, fühlen wir uns irgendwann satt und zufrieden, sind im Gleichgewicht und fühlen uns mit Gott und der Welt zufrieden. Wir brauchen unsere Sinnlichkeit, um diesen Glücksproduktionsmechanismus, den der Schöpfer in uns eingebaut hat, erfahren zu können.

In jede Zelle ist durch unser Erbgut dieser lebensbringende Stoffwechsel eingebaut, der uns immer wieder dazu bringt, Kontakt mit der Schöpfung aufzunehmen, damit wir Glück, Zufriedenheit, Genuss und Lust immer wieder erfahren.

Wir können annehmen, dass der Hunger unserer Seele nach Gott ebenso lustvoll befriedigt werden will wie dieser biologische Bedürfniskreislauf.

Ein weiterer wesentlicher Sinn ist uns mitgegeben, das sogenannte Mitgefühl. Es ermöglicht uns zu spüren, was in unserer Umgebung los ist. Wenn wir aufmerksam sind und hinfühlen können, bemerken wir, ob jemand glücklich, ängstlich, gespannt oder bedürftig ist. Insbesondere Schmerz, Angst und Bedürftigkeit anderer Menschen können dann dieses Mitgefühl ansprechen und Zuwendung und Zuneigung auslösen. Dieses Mitgefühl ist ein wesentlicher Mechanismus, der auch noch nicht selbständigen, hilflosen Geschöpfen ermöglicht, zu leben und am Leben zu bleiben. Jeder kann sich vorstellen, wie hilflos und ausgeliefert ein Säugling oder ein Kleinkind ist, das ja darauf angewiesen ist, dass seine Bedürfnisse erspürt werden und es entsprechend versorgt wird. Kleinkinder und Säuglinge haben, solange sie nicht sprechen oder sich selbst etwas holen können, nur ein sehr begrenztes Repertoire, auf sich und ihre Bedürfnisse aufmerksam zu machen. So sind sie auf diesen Mechanismus wesentlich angewiesen, also auf ein Umfeld, das mit seinen Sinnen und Bedürfnissen umgehen kann. Wenn nun eine Mutter, man kann sagen, bei Sinnen ist, wird sie erfahren, dass sie in der Bedürfnisbefriedigung des Säuglings ebensoviel Spaß, Liebe und Lust, Beruhigung und Zufriedenheit empfindet. Die Bedürftigkeit, die Zuneigung und Liebe auslöst, ist eine weitere lebenserhaltende sinnliche Gabe.

Eigene sinnliche Erfahrung zu unterdrücken oder die Unfähigkeit, damit zu leben, wird mit Schmerz beantwortet, und dies ist ein Gefahrensignal, das Abwehr und Schutzmechanismen auslöst. So haben diese abhängigen kleinen Kinder häufig keine andere Wahl, als sich gleich nach der Geburt mit allen zur Verfügung stehenden Abwehrmöglichkeiten auszustatten, wenn sie in ein unsinnliches, lebens- und liebesunfähiges Milieu hineingeboren werden. Sie sind dann für den Weg und ein Leben im Jammertal gut gerüstet, so wie wir alle.

Das Gleichnis von der Entscheidung

Ich habe schon berichtet, wie viele Menschen mir mutiges Beispiel waren, um bereit und fähig zu werden, meine vermeintlichen Sicherheiten aufzugeben. Dieses ganze Arrangement entstammte nicht meinem Willen und meiner Planung. Es ist ein Teil dessen, was ich als meine Erfahrung des 2. Schrittes der Anonymen Alkoholiker bezeichnen würde: »Wir kamen zu dem Glauben, dass eine Macht, größer als wir selbst, uns unsere geistige Gesundheit wiedergeben kann.«

Es gibt jedoch auch andere Vorgänge, die diese Jammertalorganisation, die man üblicherweise das reale Leben nennt, zusammenbrechen lassen und einen Menschen instand setzen, das bisherige Leben aufzugeben. Märchen, Fabeln und Gleichnisse beschreiben wesentliche Schritte auf solch einem Weg, und wir werden sie verstehen, wenn wir uns auf diesem Weg befinden. Ein Gleichnis, das für mich besonders informativ geworden ist, ist die Geschichte vom verlorenen Sohn, Lukas 15, 11-32.

Der Sohn nimmt sein ihm zustehendes Erbteil, tauscht es in eine Währung, die er nützen kann, und geht in ein fremdes Land. Dort gestaltet er sein Leben eigenmächtig, tut, was er will, er verprasst und verhurt sein Vermögen, verausgabt sich. Er muss den großen Mann spielen, verschwendet seine Gaben, seine Energien, seine Kraft. Das Huren könnte Symbol sein für ein sinnloses, beziehungsloses Überall-dabei-Sein, mitmachen, sich vergnügen, Kontakt und Entspannung erkaufen. Dieses Vergeuden unserer Gaben, wenn wir nicht wissen, wer wir sind und wo wir herkommen und was unsere Möglichkeiten sind, entspricht auch weitgehend dem, was wir für normal halten, nämlich unser Leben nach unseren eigenen Vorstellungen hinzukriegen. Das Gleichnis lässt zwangsläufig in diesem fernen Land eine Hungersnot entstehen, die dazu führt, dass der Sohn nicht mehr Herr des Verfahrens ist. Er wird abhängig, er hat einen Überlebensjob. Dazu kommt noch diese aufregende Intervention, die ihn daran hindert, den Schweinefraß zu essen, und er ist am Ende. Viele Lebensschicksale gehen diesen Weg, für viele Menschen ist dieses Gleichnis ihre Geschichte. Als der Sohn gehindert wird, Schweinenahrung zu essen, erinnert er sich seiner Herkunft und macht sich auf zu seinem Vater.

Einzelne Sätze dieses Gleichnisses sind wie ein Vulkan von heißen, sinnvollen Informationen. Diese Sätze stehen nicht nur im Neuen Testament. Sie laufen um uns herum durch die Gegend und sind auch in uns lebendig. Wenn wir hören, was sie anstoßen, und es uns gegenseitig mitteilen, werden wir sie verstehen. Ich habe Hunderte Geschichten gehört von Menschen, die noch vor dem Schweinetrog standen, die durch Krankheit, Verlust ihrer Kraft, ihrer wirtschaftlichen oder sozialen Sicherheit in eine Not gefallen waren, über die sie sich erhaben glaubten. Immer wieder fällt dann auch noch ein letzter Halt weg, auf den man sich noch verlassen hatte. Das gibt uns häufig den Rest: sich keine Chance mehr ausrechnen können, kein rettendes Argument mehr finden. Wir sehen unser sinnloses Tun klarer. Und können und brauchen uns nichts mehr vorzumachen. Was habe ich mit meinem Leben gemacht? Wo bin ich geblieben? Soll es das gewesen sein? Am Schweinetrog wird offenbar, wie ausgehungert mein Leben ist, wie ich die nährende Basis und Führung verloren und mein Leben verfremdet habe. Es ist eine Sünde, nicht als das geliebte Geschöpf eines Schöpfers leben zu können. Ohne dieses Bewusstsein leben zu müssen, ist eine Strafe.

Das Aufregende, was in dieser Geschichte passiert, ist, dass der Vater, der den Sohn widerspruchslos hat gehen lassen, ihm alles mitgegeben hat, ihm liebevoll-sehnsüchtig entgegeneilt, als er wiederkommt. Er achtet nicht so sehr auf die Schuldgefühle und die Unterwerfung seines Sohnes, sondern er umarmt und küsst ihn und setzt ihn wieder in den alten Stand. Er stattet ihn mit allem aus, das zeigt, wer er ist. Und der Sohn ist fähig geworden, das zu erkennen. Gott kommt nicht und rettet ihn vor dem Schweinetrog oder verfolgt ihn mit bösen Worten, Flüchen oder Drohungen auf seinem Weg in der Fremde. Er freut sich, wenn der Sohn wiederkommt, und eilt ihm entgegen.

Auch das habe ich wiederholt als eine Gesetzmäßigkeit in mir selbst und um mich herum ablaufen sehen. Ein wichtiger Anstoß war häufig, dass jemand bei uns nicht mehr mitspielte, dass er unsere Art, mit dem Leben umzugehen, unter aller Sau fand und nicht mehr bereit war, das auszuhalten. Man ist dann mit seinem Latein am Ende, es geht nicht mehr nach dem eigenen Programm. Dieser Offenbarungseid wäre eine hilfreiche Einsicht für einen Neuanfang. Das würde jedoch bedeuten, dass man seine Karten auf den Tisch legt, sich anvertraut, anderen sagt, dass man sie braucht, verletzbar ist. Aber es könnte ja einer schlau daherreden und sich auf meine Kosten profilieren. So geht man seinen Weg weiter, bis die Kraft nicht mehr reicht, um sich solche Schutzgedanken zu machen. Dann ist es wichtig, jemanden zu haben, der diese Geschichte kennt und sagen kann: »Wir haben auf dich gewartet. Ich erzähle dir, wie es bei mir aussah und welche Begleiter ich auf meinem Weg gefunden habe.« Dieser Liebesakt ist Tausende Male geschehen, »Kapitulation« nennen das die Betroffenen, oder wir könnten es, wenn wir von diesem Gleichnis ausgehen, die Entscheidung am Schweinetrog nennen.

Für uns Therapeuten ist es nicht leicht zu erkennen, ob ein Mensch sich gerade in dieser besonderen Phase befindet, an dem Punkt, an dem er reif für diese Kapitulation wäre, weil er nicht mehr die Möglichkeit hat, zu widerstehen. Wenn wir diese Situation selbst nicht kennen, werden wir vielleicht therapeutische Rettungsaktionen starten, besonders auch, um uns selbst in unserem Jammertal zu stabilisieren, sofern wir selbst noch genügend Kraft, Möglichkeiten und Fähigkeiten haben, diesen Punkt zu vermeiden.

Der 1. Schritt des 12-Schritte-Programms heißt: »Wir haben zugegeben, dass wir dem Alkohol gegenüber machtlos waren und unser Leben nicht mehr meistern konnten.« Alkohol steht hier für alle Notlösungen, die ich gewählt habe, um zu überleben, und die mich an den Rand gebracht haben. Nun kann ich mein eigenwilliges Leben in der Fremde nicht mehr durchhalten, ich habe keine Kraft mehr dafür. Ich bin nicht mehr Herr des Verfahrens.

Diese erste erzwungene Kapitulation führt nicht zur befürchteten Vernichtung, sondern löst einen Akt der Liebe und des Erkannt-werdens aus. Diese Geschichte vom verlorenen Sohn ist auch ein Programm, das in uns gelegt worden ist. Es wird zur tröstlichen Führung und Ermutigung, weil es einen großen Zusammenhang herstellt, von dem wir nur einige Teile aus Erfahrung kennen.

Die ersten drei Schritte des besagten 12-Schritte-Programms sind solche lebendigen Erfahrungen an der Schnittstelle zweier Realitäten. Es ist schon tröstlich, wenn man dieses Gleichnis etwas schnodderig zusammenfasst, als hätte Jesus sagen wollen: Lebe ruhig dein unbewusstes Leben, verausgabe dich; du wirst in Not kommen, und dein Überlebenskonzept wird dich bereit machen, zurückzufinden. Die Liebe des Vaters wartet auf dich und wird dich wieder aufnehmen. Oder banaler: Dein Leben in der Fremde des Jammertals macht dich bereit für die Liebe.

WALTHER H. LECHLER UND ALFRED MEIER

DIE WAHNSINNSGESCHICHTE EINER GENESUNG

Der Besessene von Gerasa

Für den Druck bearbeitet von Alfred Meier

In jedem Jahr zu Pfingsten treffen sich Ehemalige der Klinik Bad Herrenalb und weitere Interessierte, vor allem aus den Gruppen des 12-Schritte-Programms (Anonyme Alkoholiker, Emotions Anonymous, Overeather Anonymous usw). Seit dem Ausscheiden von Walther H. Lechler aus der Klinikleitung werden diese Treffen durchgeführt und von bis zu 1.000 Menschen besucht. An diesen Treffen finden - neben dem Austausch untereinander, Vorträgen, kulturellen und geselligen Veranstaltungen - auch Vorträge und Workshops mit spirituellen Themen statt, die an die sogenannte „Bibelstunde" erinnert, die schon in der alten Klinik in Bernbach ein fester Bestandteil des Programms war. Die hier abgedruckte Bibelstunde wurde an Pfingsten 1991 gehalten und beginnt deshalb mit dem Bezug zu Pfingsten.

Das Neue an Pfingsten

Diejenigen, die schlafen,
von denen lebt jeder in seiner eigenen Welt.
Die aber, die aufgewacht sind,
leben in einer gemeinsamen, einzigartigen Welt.

Am ersten Pfingstfest, damals in Jerusalem, haben sich Menschen aus den verschiedensten Nationen und Sprachen plötzlich verstanden.

Das, was sie voneinander trennte, ihre Herkunft, ihre Gewohnheiten, ihre Kultur, ihr Alltag, all das, was sie kannten und von dem sie überzeugt waren, so sei es richtig, war plötzlich nicht mehr wichtig, stand mindestens nicht mehr im Vordergrund. Plötzlich grenzte sie all das, was sie geprägt hatte und was zu ihrer Alltagssprache geworden war, nicht mehr von den andern mit ihrer jeweils anderen Sprache ab.

In ihnen brach *die* Sprache durch, die in jedem von uns Menschen in der ganzen Welt angelegt ist, die Ursprache, die Sprache des Herzens, in der sich alle verstehen könnten, wenn wir nur nicht so viel Angst hätten, in dieser Sprache zueinander zu sprechen. Damals also, so wird uns berichtet in der Bibel, geschah dieses Wunder, und Menschen erlebten sich plötzlich in einer gemeinsamen und einzigartigen Welt, in der sie sich nahe waren und verstanden. Genau das aber ist das Pfingstwunder, dass wir uns auf ganz anderen Ebenen treffen und verstehen lernen als auf denen, die wir leider Gottes gewöhnlich im Alltag gebrauchen. Kleine Kinder erleben das noch ganz unmittelbar. Sie hüpfen z. B. vor Freude, können noch schreien vor Lust, zeigen die Emotionen, die sie erregen. Sie können die Angst, die uns so plagt und uns daran hindert, diese tiefe Freude am Leben zu spüren, noch fast spielend verlassen und sich diesem anderen Leben hingeben. Doch wenn wir wirklich wollten, könnten auch wir dieses wunderbare Leben genau in diesem Moment erleben. Das Pfingstwunder ist nicht einmal vor 2000 Jahren passiert als ein sonderbares und außergewöhnliches Geschehen. Nein. Es ereignet sich auch heute, hier und jetzt.

Doch wir sind bereits besetzt.

Wir müssten uns nur fragen, was der Grund ist, dass wir all das, wovon wir voll sind und das uns eben von diesem Leben trennt, nicht fallen lassen und aufgeben können in dem Moment, wo wir dieses andere Leben wahrnehmen. Doch diesen Grund wahrzunehmen fällt uns immer wieder unendlich schwer.

So einfach kann es doch gar nicht sein. Da ist so viel anderes in uns, das uns besetzt und besessen hält, dass wir es vorziehen bzw. dass uns gar nichts anderes mehr bleibt, als uns isoliert in unserer eigenen, kleinen Welt einzurichten in einem Zustand von Analgo-Anästhesie, einer Schmerz- und Gefühllosigkeit, die einem tödlichen Schlaf ähnlich ist. Wir sind „vollgestopft und trotzdem unerfüllt", wie es Henri J. M. Nouwen einmal ausdrückte. Wir kennen unsere Würde nicht mehr, unsere Würde als der Mensch, der wir sind und sein dürften, geschweige denn, dass wir sie beim anderen Menschen anerkennen. In unserer Besessenheit trennen wir uns voneinander und verlieren immer mehr das Wissen von dieser Ursprache, dieser einzigartigen, gemeinsamen Welt.

Der Denker Krishnamurti sagt in einem seiner Bücher den frappierenden Satz: »Wenn wir sagen, wir seien Deutsche, Russen, Franzosen, Katholiken, Protestanten, Juden, Moslems, Hindus, Kommunisten, Leninisten usw., dann begehen wir eine Gewalttätigkeit.« Doch wer von uns merkt noch, dass wir mit solchem Reden gewalttätig sind? Es tut uns doch gar nicht mehr weh, im Gegenteil, es verschafft uns sogar manchmal Lust, uns auf diese Art und Weise von andern zu unterscheiden.

Auf dem medizinischen Fachgebiet, bei den Krankheitsbezeichnungen, den Diagnosen, ist das alles wie auf die Spitze getrieben. In Krankenhäusern ist zum Beispiel davon die Rede, dass die Galle auf Zimmer 4, der Magen auf Zimmer 12, der Blinddarm auf Zimmer 9 liegt. Zur Leber auf Zimmer 14 gehen die Schwestern ungern, weil sie mit nichts zufrieden ist. In der Psychiatrie/Psychotherapie geht es ähnlich zu. Da spricht man von Neurotikern, Psycho-Neurotikern, Depressiven, Neurotisch-Depressiven, Reaktiv-Depressiven, Endogen-Depressiven, Manisch-Depressiven, von Alkoholikern, Fresssüchtigen, Arbeitssüchtigen und Drogenabhängigen. Ständig werden neue Bezeichnungen geschaffen. Borderline ist eine solche, die eine besonders ungünstige Wirkung haben kann. Plötzlich fühlen sich Menschen, die dieses Etikett bekommen haben, wie verwandelt. Sie sind glücklich, dass sie endlich wissen, was sie sind, und tragen diese Bezeichnung wie eine Auszeichnung vor sich her. Dabei ist dieser Begriff völlig unscharf. Übersetzt bedeutet er „Grenzgänger", „Grenze" und kommt in den verschiedensten Fachgebieten vor, die mit der Medizin überhaupt nichts zu tun haben. »Borderline« verewigt einen Zustand, der nur vorübergehend ist, wenn er in Fluss gehalten wird, sich weiterbewegen und entwickeln darf. Es ist daher ein sehr unglückliches Geschehen, wenn Menschen anfangen, sich in Gruppen zu treffen, sich zu solidarisieren und sich als sogenannte Borderliner zu bestimmen.

Schon all diese Diagnosen, die zu Etiketten werden, hinter denen der Mensch verschwindet, haben etwas Gewalttätiges. Doch das wirklich Erschreckende daran ist, dass wir das nicht mehr merken und uns nicht dagegen auflehnen und wehren. Wir haben vergessen, dass wir etwas ganz, ganz anderes sind als das, was wir da als aufgeklebtes Etikett mit uns herumtragen, wie immer dieses auch heißt. Als wär's eine sich selbst erfüllende Prophezeiung, stellen sich Viele so an, dass sie diesem Etikett entsprechend auch zu leben versuchen. Sie entsprechen den ausgesprochenen und unausgesprochenen Erwartungen von Ärzten und Therapeuten. Menschen werden in Rahmen gepresst und nehmen das auch noch als unabwendbares Schicksal an, wenn sie nicht auf andere treffen, die ein ganz anderes Bild vom Leben haben und andere Erwartungen und sie dadurch aus dem selbst gewählten Gefängnis befreien.

Durch die Bilder der Bibel entdecken, weshalb wir auf dieser Welt sind

Bevor wir uns der Geschichte des Besessenen von Gerasa zuwenden, wollen wir uns ein paar Gedanken machen, wozu diese Geschichten da sind. Meistens sind es ganz kurze Texte, die da erzählt werden. Vor allem Jesus war ein Meister darin, in knappen, kurzen Zügen Wesentliches zu sagen. Doch diese Bilder, die da mit Worten wie hingemalt werden, können mit unserem Intellekt nicht erfasst werden. Wir können uns noch so anstrengen, sie auf dieser Ebene zu verstehen, wir werden dann an diesen Geschichten, aber auch an uns selbst vorbeidenken. Ihr Sinn kann nur erfasst werden, wenn es gelingt, dass diese Geschichten in uns hineinsinken, ohne dass unser Intellekt dazwischenpfuscht. Wenn sie sich sozusagen in uns auflösen und zu einem geistigen Erlebnis werden, dann realisieren wir: Das ist ja mein Leben! Das ist diese andere Welt, dieses andere Leben, nach dem ich mich sehne. Diese Geschichten spielen sich also, mit allen Einzelheiten, in uns ab, gerade in dem Augenblick, in dem wir sie hören. In jedem anderen Moment, in dem wir sie hören, werden wir sie wieder anders erleben, weil wir immer wieder anders gestimmt sind und mit anderen Voraussetzungen da sind.

Es lohnt sich darum - ja es ist eigentlich fast eine Forderung -, sich mit der gleichen Geschichte, die einen einmal tief berührt hat, immer wieder zu beschäftigen, weil sie immer wieder Neues und anderes ans Licht bringen kann. Wahrscheinlich wird man sie für sich kaum je voll ausloten können. Weil sie sich in uns abspielt und alle Details dieser Geschichten bestimmte Anteile in uns darstellen, wird sie auch jeder und jede von uns auf eine andere Art und Weise erleben. Wir kommen ja je mit unserer Einstellung, unseren Voraussetzungen, unseren Vorbildungen - wobei das nichts mit der intellektuellen Bildung zu tun hat - und auch mit unseren Verformungen mit diesen Geschichten in Kontakt. Sie sind Wahr-Träume unseres augenblicklichen Lebens und umspannen gleichzeitig mit dem, was sie meinen, ein ganzes Leben.

So kann ein Satz der Erzählung unter Umständen 20, 30, 40 Jahre Entwicklung in unserem Leben ausmachen.
Alle diese Geschichten haben wir eigentlich schon in uns. Wir haben sie in uns mit allem andern, was uns für diese Reise auf dieser Welt mitgegeben wurde. Bevor wir auf die Welt kamen, hat uns - nach Friedrich Weinreb, einem jüdischen Gelehrten - ein Engel alles über die Erschaffung der Welt, alle heiligen Geschichten, die sich Menschen auf der ganzen Welt überlieferten, und solche, die noch nicht weitergegeben wurden, erzählt und uns unsere ganz bestimmte Aufgabe erläutert. Dann hat er uns seinen Finger auf den Mund gelegt. Zum Beweis, dass diese Geschichte wahr sein muss, trägt jeder von uns auf der Oberlippe die deutlich sichtbare Eindellung.

Solange Kinder noch nicht unsere Sprache sprechen und damit unser ganz diesseitiges Denken und Erleben angenommen haben, erinnern sie sich noch gut an den Sinn ihres Lebens, an ihre Spiritualität und an das Spirituelle in dieser Welt. Jetzt wäre noch der Moment, wo wir sie nach dem Weg fragen könnten. Leider sind wir so sicher, den Weg hienieden selbst so gut zu wissen. Wir fühlen die Notwenigkeit nicht, danach zu fragen. Unser Leben erscheint uns nicht fragwürdig - einer Frage würdig. Je mehr die Kinder Geschmack gefunden haben, uns nachzuahmen und so zu werden, wie wir sind, um so mehr verblasst ihre Erinnerung an die Wirklichkeit. Sie sind plötzlich mit uns auch in dem fernen Land, im Ausland, wie der verlorene Sohn in einer dieser biblischen Geschichten, und haben so auch teil am Elend* des Lebens.

Je erwachsener wir geworden sind, desto mehr haben wir uns an das Vergessen gewöhnt. Wir wohnen wie dort und gehen darin völlig auf. Wir tun alles, um uns nicht mehr erinnern zu müssen an das, was uns an innerem Wissen über uns und unsere Bestimmung mitgegeben worden ist, sonst würden wir uns unseres wirklichen Zustandes bewusst und dann wohl auch etwas von dem Grauenhaften erleben, das uns in der Geschichte des Besessenen von Gerasa geschildert wird. Doch jeder und jede, die das in Worten schwer zu schildernde Grauen und Schreckliche dieser Geschichte selbst erlebt hat, wird sie auf Anhieb verstehen, in sich erleben und nicht versuchen, sie mit dem Verstand zu analysieren und damit abzuwehren und zu neutralisieren.

---

* Die Urbedeutung dieses von Heimweh geprägten Wortes „Elend“ ist das Wohnen im Ausland, in der Fremde, fern also von dem Ort, wo unser Zuhause ist.

Das Erleben der Bilder dieser Geschichte ist für sie ein innerer Schatz, ein innerer Besitz, eine innere Wahrheit, die sie mit andern teilen können.

Der Besessene von Gerasa

Auf der anderen Seite des Sees kamen sie ins Gebiet von Gerasa. Als Jesus aus dem Boot stieg, lief ihm ein Besessener aus den Grabhöhlen entgegen. Er hauste dort; niemand konnte ihn bändigen, nicht einmal mit Ketten. Schon oft hatte man ihn an Händen und Füßen gefesselt, aber er hatte jedes Mal die Ketten zerrissen. Keiner wurde mit ihm fertig. Er war Tag und Nacht in den Grabhöhlen oder auf den Bergen und schrie und schlug mit Steinen auf sich ein.

Schon von weitem sah er Jesus und lief zu ihm hin. Er fiel vor ihm nieder und schrie laut: »Jesus, du Sohn des höchsten Gottes, was willst du von mir? Um Gottes willen, quäle mich doch nicht!« Denn Jesus hatte dem bosen Geist befohlen, den Mann zu verlassen. Nun fragte er ihn: »Wie heißt du?« Der antwortete: »Legion. Wir sind nämlich viele!« Und jener flehte Jesus an: »Treib uns nicht aus dem Land!« In der Nähe weidete eine große Schweineherde am Berghang. Die bösen Geister baten: »Lass uns doch in diese Schweine fahren!« Jesus erlaubte es ihnen. Da verließen sie den Mann und fuhren in die Schweine. Die ganze Herde von etwa zweitausend Tieren stürzte sich über das steile Ufer in den See und ertrank.

Die Schweinehirten liefen davon und erzählten in der Stadt und in den Dörfern, was geschehen war. Darauf kamen die Leute zu Jesus und wollten es selbst sehen. Sie fanden den Mann, der von so vielen bösen Geistern besessen gewesen war: Er saß da, ordentlich angezogen und bei klarem Verstand. Da bekamen sie Angst. Die Augenzeugen berichteten ihnen ausführlich, wie es bei der Heilung des Besessenen zugegangen war. Sie erzählten auch den Vorfall mit den Schweinen. Darauf drängten die Leute Jesus, ihr Gebiet zu verlassen.

Als Jesus ins Boot stieg, bat ihn der Geheilte: »Lass mich mit dir gehen!« Aber Jesus erlaubte es ihm nicht, sondern befahl ihm: »Geh zurück zu deinen Angehörigen und sage ihnen, wie wunderbar Gott dir geholfen und wie viel Erbarmen er mit dir gehabt hat.« Der Mann gehorchte und ging. Er zog durch das Gebiet der Zehn Städte und erzählte überall, wie Jesus ihm geholfen hatte. Und alle staunten.

Markus 5,1-20

Quäle mich nicht - vom Elend zum gemütlichen Elend

Eine Wahnsinnsgeschichte einer Genesung. Können wir miterleben, was da draußen in den Bergen, den Grüften und Gräbern, in Fesseln und Ketten geschieht? Erreichen uns diese Bilder in unserem Innern, und können wir uns im Besessenen erkennen? Spüren wir selbst die Angst, die in ihm war, als er Jesus bat: »Um Gottes willen, quäle mich doch nicht«?

Da kommt ihm einer nahe, vielleicht das erste Mal. Es geht ihm so nahe, dass er es nicht aushält und er schreit: „Geh weg! Es tut so weh. Ich will das nicht. Ich will deine Nähe nicht. Und vor allem, ich will nicht, dass du etwas an meinem Zustand änderst. Er ist mir so zur Gewohnheit geworden, ich kann es mir anders nicht vorstellen, auch wenn er noch so schlimm ist."

Wir können uns an etwas so gewöhnen, dass es wie unsere Wohnung wird, in der wir uns eingerichtet haben. Wir sind eingewohnt. Wir können es uns gar nicht mehr anders vorstellen. Auch ans Elend kann man sich gewöhnen. Wir können es uns wohnlich machen oder, wie Enzensberger es ausdrückt, wir können aus einem Elend ein gemütliches Elend machen, von dem wir nicht mehr lassen wollen oder lassen können. Unsere Medizin arbeitet ja schon Jahrzehnte an diesem Ziel. Vor allem die pharmazeutische Industrie ist unaufhörlich daran, unser Elend besser erträglich zu machen. Valium, Librium, Tacetin, Tavor, Lexotanil usw., alle diese Psychopharmaka* sollen den etwa 800.000 »Besessenen« (Medikamentenabhängigen) in Deutschland helfen, es sich im Elend gemütlicher zu machen.

In der Bibel heißt es zwar: »Welcher Mensch ist unter euch, der einem Sohn, wenn er ihn um ein Brot bittet, einen Stein gäbe?« (Mt 7,9). Alle diese Stoffe sind aber wortwörtlich Steine, nämlich Kristalle, die dank modernster Forschung in eine verzehrbare Form gebracht wurden. Es ist deshalb sehr verführerisch, einfach etwas Verdauliches zu schlucken und dann sehr schnell das Schmerzhafte und Quälende nicht mehr spüren zu müssen. »Quäle mich nicht.« Geh weg.

---

* Die Namen dieser Medikamente tragen große Versprechungen in sich: Valium, von valere, heißt Kraft haben, Geltung haben, Wert haben. Librium, von liberare, ist zu übersetzen mit freimachen, entfesseln, freisprechen. Tacetin kommt von tacere: zum Schweigen bringen, lautlos sein. Tavor, tabere, meint zergehen, schwinden.

Ja, Hauptsache, es ist weg. Es stört nicht mehr. Medikamente, die ins Fühlen, Spüren und Erleben eingreifen können, helfen dazu. Andere Menschen versuchen eine Selbstbehandlung als »Besessene«, z. B. mit Hilfe des Alkohols, mit Tabletten anderer Art wie Schlaf- und Schmerzmitteln usw., oder mit Drogen, mit Arbeit, mit Fernsehen, mit Rauchen, einfach mit irgend etwas, mit dem sie diesen schrecklichen Zustand so verändern können, dass er erträglicher wird. Doch in jedem, der sich daran gewöhnt hat und eben wie darin wohnt, in einer ganz bestimmten Art und Weise mit seinem Elend klarzukommen, lebt ein Stück Angst, dass er letzten Endes aus diesem Zustand wieder herausgerissen werden könnte.

Darum klammern wir Menschen uns an das, was wir jetzt kennen, so grausam es für uns auch immer wieder sein mag und wie sehr diese Selbstbehandlung sich auch gegen uns richtet und droht, uns zu schädigen, ja kaputtzumachen. Dann nützen all die Informationen über gesundheitliche Schäden durch unmäßiges Rauchen, Trinken von Alkohol, Drogenkonsum und unbändiges Arbeiten usw. so wenig, weil es ja ein Selbstheilungsversuch für uns ist und wir offenbar keinen tauglicheren kennen oder keinem trauen. Erst recht hören wir nicht hin, wenn es sogar die Liebe ist, wenn es Beziehungen und Partnerschaften sind, die uns nicht gut tun, wenn wir sie eben brauchen, um unsere tiefe Not nicht zu spüren. Das Schlimmste für uns ist, uns nicht mehr auszukennen und nicht zu wissen, wie wir unseren inneren Zustand im Griff haben können.

Führen wir uns noch mal vor unser inneres Auge und unser inneres Ohr, wie das der Besessene erlebte:

Er war Tag und Nacht in den Grabhöhlen oder auf den Bergen und schrie und schlug mit Steinen auf sich ein.
Schon von weitem sah er Jesus und lief zu ihm hin. Er fiel vor ihm nieder und schrie laut: »Jesus, du Sohn des höchsten Gottes, was willst du von mir? Um Gottes willen, quäle mich doch nicht!« Denn Jesus hatte dem bösen Geist befohlen, den Mann zu verlassen.

Quäle mich nicht - ich kann mir nicht helfen lassen

Wie sehen unsere Grüfte aus, wo wir uns versteckt halten bzw. wo uns andere hintun, damit wir sie nicht stören? Erkennen wir in dieser Schilderung, wie unser Schreien klang und klingt? Hoffentlich steigt etwas auf in uns, das uns merken lässt: Das bin ja ich. Unsere Schreie, mit denen wir durch die Straßen rennen, müssen gar nicht laut sein. Es sind oft jahrzehntelange, ganz stille, innere, aber umso schmerzhafter quälende Schreie nach etwas anderem, als ich erlebe, stumme, unverstandene Schreie nach dem wirklichen Leben, die unseren Körper völlig aus dem Gleichgewicht bringen können.
»Quäle mich nicht.« Es soll und darf nicht weh tun. Wir möchten ja schon heraus aus unserem unglücklichen Zustand, aber ohne Schreck und Angst. Wenn das Elend im Hintergrund sich wandeln würde und es dann einfach gut wäre, ohne mich zu beunruhigen, wie ein Wunder, ohne mein Zutun, dann bitte schön. In uns lebt so eine Instant-Vorstellung: Es löst sich einfach, im Handumdrehen und vollständig. Wir sehnen uns nach solchen Wundern, die wie an uns ablaufen.
Von Robert Morel stammt der Ausspruch: »Ihr verlangt Wunder? Eure Indifferenz, eure Gleichgültigkeit ist das Wunder.« In uns wäre alles angelegt zu einem einfühlsamen und mitfühlsamen Leben. Trotzdem finden wir den Weg dorthin nicht. Das ist wirklich zum Wundern, dass es soweit mit uns kommen kann, dass wir unser innerstes Wesen nicht mehr spüren und es abspalten müssen von unserer Wahrnehmung. So kommt es zu einem Zustand in uns, wo wir alles zurückschlagen, was uns nahegeht, und alle Hilfe ausschlagen, die uns entgegengebracht wird, obwohl in unserem Innersten eine wahnsinnige Sehnsucht nach Befreiung verborgen ist. Wir bringen es nicht fertig, uns diesen Menschen, so kommt es uns vor, auszuliefern, weil wir ihnen nicht trauen können bei dem, was sie angeblich Gutes mit uns beabsichtigen. Wir empfinden alles als Angriff auf uns und als wollte alles und jeder uns übel. Können wir erkennen, in welcher Zerrissenheit und Ohnmacht Menschen dann sind? Jede Annäherung ist von Misstrauen geprägt, als wollte man uns etwas anhängen. So bringen wir uns dahin, dass genau das geschieht. Wenn wir nur noch um uns schlagen, bleibt ja den Leuten um uns nichts anderes mehr übrig, als uns stillzulegen.

So erzählt die Geschichte, dass sie den Besessenen mit Ketten und Fesseln zu bändigen versuchten: *»Aber er hatte jedes Mal die Ketten*

zerrissen. Keiner wurde mit ihm fertig.« Das ist die dramatische Schilderung dieser Not, wo Menschen sich nicht mehr vorstellen können, dass außer ihrer Qual noch etwas anderes da ist, das Leben bedeuten könnte. Man muss sich einmal vorstellen, wie weh das tat, die Ketten an den Hand- und Fußgelenken zu zerreißen, oder wie es in einer andern Übersetzung heißt: zu zerreiben.
Heute werden Menschen, die im anderen, in dem, der helfen will, diese Ohnmacht und Hilflosigkeit erzeugen, anders stillgelegt. Ärzte suchten und suchen in ihrer Verzweiflung und um sich darüber noch einigermaßen verständigen zu können, weiterhin wie Schmetterlingssammler Beschreibungen und Begriffe für den jeweiligen Zustand der Besessenheit, ohne zu merken, dass sie selber ja dem Besessenen in gewissen Stücken auch ähnelten. Der Unterschied zu den Patienten besteht aber eben darin, dass Ärzte ihre Besessenheit besser im Griff haben. Wir Ärzte rasseln nicht so mit den Ketten, jedenfalls dann nicht, wenn wir praktizieren. Wenn wir glaubten, einen Dämon erkannt zu haben, gaben wir ihm einen griechischen oder lateinischen Namen und erfanden entsprechende Therapien, um die von ihm Befallenen zu kurieren. Und siehe da, einige Betroffene fühlten sich dadurch zeitweise wie erlöst: Gott sei Dank. Jetzt hat endlich einer erkannt, was mit mir los ist. Es entstanden Funken von Hoffnung bei ihnen, dass es doch Rettung gibt. So setzen wir dann auf einen Arzt, eine Methode, auf ein Medikament. Wir sagen uns: Wenn dieses Mittel da ist, dann werden wir ganz sicher wieder ein anderes Leben führen können. Das heißt, dass wir schnell bereit sind, mitzuspielen mit den Ärzten, damit alles schön geordnet bleibt und wir mit unserem Zustand, unserer Not und Qual nicht stören.

Die Welt soll schön geordnet sein und bleiben, und unsere Qual und Not soll niemanden stören. Das kann man auch eindrücklich beschrieben im Buch »Die Brüder Karamasow« von Dostojewskij nachlesen. Der uralte, versteinerte Großinquisitor sagt dort - dem Sinne nach - zu Jesus, der wieder auf die Erde zurückgekommen ist und genau das wieder tut, was er schon vorher getan hat, nämlich die frohe Botschaft verkünden und Taten der Befreiung vollbringen: »Wir haben jetzt alles so schön geordnet für die Menschen. Sie vertrauen uns. Und wenn sie uns nicht vertrauen, dann unterwerfen sie sich uns mindestens. Und diejenigen, die sich nicht unterwerfen, die lodern auf dem Scheiterhaufen. Und jetzt kommst du und bringst ein solches Durcheinander hinein in unsere Ordnung. Wir haben für dich doch eine Nische gemacht in unserem System. Da kannst du ruhig stehen und schauen. Wir haben für alles gesorgt. Wenn du das nicht begreifst, wirst du genau so auf dem Scheiterhaufen lodern.«

Genau das ahnen wir ja auch in unserem Innersten, und wir müssen darum jedem Versuch, uns aus dieser Ordnung herauszuholen, misstrauen, wie elend es uns dabei auch letztlich geht.

Wir müssen jede Wandlung, jede Änderung vereiteln, wie der Großinquisitor. Auch wir werden, wenn es auf diesem Weg weitergeht, versteinern wie er.

Wie heißt du?

Nun, Jesus lässt sich vom Kettenrasseln und Schreien des Besessenen nicht beirren. Er hat dem unreinen Geist, diesem Abergeist, befohlen, den Mann zu verlassen. Das wäre ja eine großartige Lösung gewesen, wenn sie Erfolg gehabt hätte. Jesus hat also Exorzismus, Teufelsaustreibung betreiben wollen. Doch das hat in diesem Fall nicht gefruchtet. Es ist die einzige Stelle im Neuen Testament, wo so einer Intervention, wie wir Ärzte sagen würden, von Jesus kein Erfolg beschieden war. Aber Jesus lässt sich weiterhin nicht beirren. Er bleibt im Kontakt mit dem Hin- und Hergerissenen und fragt ihn: »Wie heißt du? Wer bist du?« Jesus gibt nicht auf, und vor allem, er gibt ihn nicht auf, der sich nirgendwo mehr zeigen konnte und sich niemandem mehr offenbaren wollte.

Wie heißt du? Da will es jemand einfach wissen. Da will jemand einfach die Wahrheit hören, unsere ganz eigene Wahrheit, und lässt sich durch nichts abschrecken, weder durch Schreie, Lärm noch durch Grüfte und Gräber, noch durch Misserfolg und Ohnmachtsgefühle. Da ist einer einfach da, bereit zuzuhören. Kennen wir das in unserem Leben, einen Ort, Menschen, wo- und bei denen all das gefragt ist, was uns ausmacht? Da wird nicht mehr an uns herumgebastelt und herumgemacht. Da werden wir zu nichts gezwungen. Da hat die unfassliche Qual in uns einfach Platz, und man zieht sich nicht erschreckt vor uns zurück, weil diese Menschen, denen wir wichtig sind, uns durch dieses Grauen schon vorausgegangen sind und uns das spüren lassen, wenn wir mit ihnen zusammentreffen. Wer diese Erfahrung gemacht hat, der weiß auch, wie das erschreckt, wenn andere sich so zeigten. Es ist für uns so unfasslich und ungewohnt, dass uns das zunächst peinlich ist, ja uns peinigt.

Einen Ort finden, wo die eigene Lebenswahrheit Platz hat

Ich möchte hier erzählen, wie ich in meinem Leben diesen Ort gefunden habe, wo Menschen sich offenbarten mit ihren Schwächen und Nöten und ich all meine Ängste loslassen konnte und mich aufgehoben und angenommen fühlte. Es war während meiner Militärdienstzeit in der amerikanischen Armee, im Juni 1954, als ein Sergeant (ein Feldwebel unseres Bataillons) zu mir, seinem Bataillonsarzt, kam. Ich wollte damals, nach dem Krieg und der Gefangenschaft, auswandern, weil ich es in diesem Deutschland als Deutscher nach dem, was geschehen war, nicht mehr aushielt. Dieser Sergeant, Bob Brook, genannt Little Bob, stammte aus der Nähe von Boston und war von Beruf Krabbenfischer. Ich hatte mir gedacht, da kommt ein Patient, wie ich mich damals noch ausdrückte. So fragte ich ihn, wie ein Arzt das eben so macht, was ich für ihn tun könne. Er antwortete: »Heute nichts. Vielleicht kann ich etwas für Sie tun.«

Da war ich schon etwas überrascht, denn was konnte man schon für mich tun? Er fuhr fort: »Kennen Sie die Anonymen Alkoholiker?« Da ich diese Frage verneinte, legte er mir ein paar Schriftchen hin, die ich mit Kennerblick schnell überflog. Ich stieß dabei auf die 12 Schritte - und fand den ersten gleich ungeheuer logisch und eindrucksvoll. Klar, ein Alkoholiker muss zuerst einmal erkennen, dass er seinem Trinken gegenüber machtlos ist. Beim 2. und 3. Schritt stockte ich, denn mit der „höheren Macht (higher power)“ und Ähnlichem hatte ich als Akademiker eigentlich abgeschlossen. Ich betrachtete mich nach all meinen Erfahrungen mit Gott und Kirche als einen „ekklesiogen Geschädigten“, der auf diesem Gebiet nichts mehr Hilfreiches zu erwarten hätte. Und dann tat dieser Sergeant etwas, was ich nicht erwartet hatte. Er lud mich zum geschlossenen Meeting der Anonymen Alkoholiker (AA)* ein, das eigentlich nur für Betroffene offen ist.

---

* Die Anonymen Alkoholiker (AA) arbeiten in ihren Zusammenkünften, den sog. Meetings, mit einem spirituellen Programm, das aus 12 Schritten oder Stufen (steps) besteht. Dieses Programm wurde von Alkoholikern, die erkannten, dass sie ihrem Trinken gegenüber machtlos waren, auf ihrem Genesungsweg entwickelt. Eigentlich handelt es sich bei diesen 12 Schritten um ein Nachreifungsprogramm für diejenigen, die eingesehen haben, dass der Alkohol sie nicht nur betrunken, vielmehr auch unfähig machte, es mit dem Leben aufzunehmen. Es handelt sich also nicht um ein theoretisches Konzept, das irgendwelche professionellen Helfer entwickelten, um Menschen vom Alkoholismus wegzubringen, sondern fasst die Erfahrung zusammen, wie ehemalige Alkoholiker zu einer nüchternen

Nach meinem damaligen Verständnis begab ich mich dann also als Bataillonsarzt wie hoch zu Ross zu den armen Kranken, die sich da in einem düsteren Lokal zusammenfanden. Ich hatte auch nicht bemerkt, dass man beim Eintritt ins Lokal vom Ross hinuntersteigen müsste, um durch die Tür zu kommen. Trotz dieser Haltung spürte ich sofort, als ich diesen Menschen begegnete, dass es hier bei ihren Meetings nicht darum ging, dass ich eine neue Methode kennenlerne, wie man Menschen zur Abstinenz bringen kann. Da saßen Menschen verschiedenen Alters und verschiedener Prägung zusammen. Der Höchstrangige war ein Oberst und Kommandeur der Zahnklinik, und der Niedrigste war ein ehemaliger Sergeant, der wieder zum einfachen Soldaten degradiert worden war. Sie alle saßen da und strahlten etwas aus, wonach ich mich schon immer gesehnt hatte. Sie haben einander voller Wärme angenommen. Ich erfuhr später, dass es damals in Südafrika in diesen Meetings, und in denen der Angehörigen von Alkoholikern usw. (Al-Anon), keine Apartheid gab, also zu einer Zeit, als diese noch sehr strikt eingehalten wurde. Selbst in den Kirchen wurde damals die Apartheid eingehalten. Unter diesen Menschen der AA nicht. Sie war einfach nicht möglich.

Ich kam also dank diesem Little Bob mit Leuten in Berührung, die etwas in sich hatten, was meinen Neid erregte. Ich denke, alle Geschichten und Bücher, auch das Blaue Buch, die ich dann später in einem langen Prozess kennengelernt habe, haben in mir nicht das ausgelöst, was diese Menschen in diesem ersten Meeting in mir wachriefen. Denn was ich sofort gespürt habe, war, dass diese Einladung von Sergeant Bob nicht mir als dem Bataillonsarzt galt, sondern mir als Menschen. Ich habe einfach gespürt, ohne genau zu wissen, was es ist: „Das will ich auch!"

Ich habe bald die irrsinnige Überlegung angestellt, wie viel ich wohl trinken müsse, um denen zu beweisen, dass ich einer der ihren sei und auch zu ihnen gehöre. Ich habe nicht gewusst, dass man sich

---

Lebenseinstellung und Lebenshaltung fanden. Dabei ist nur der erste Schritt auf den Alkohol bezogen, die weiteren 11 Schritte beinhalten einen Weg für jedermann, der mit seinem Leben in eine Krise geraten ist. So wird mit dem 12-Schritte-Programm heute auch in Gruppen von Menschen mit Ess-Störungen, mit emotionalen Störungen wie Depressionen, Neurosen usw. und den verschiedensten Abhängigkeiten (Spielen, Arbeiten, Sexualität, Beziehungen usw.) gearbeitet, und fast von Beginn an gab es auch 12-Schritte-Meetings für die Angehörigen von Alkoholikern. Der Wortlaut dieses 12-Schritte-Programms ist im Anhang abgedruckt.

auch ohne zu trinken genauso verrückt und dumm in der Welt herumtreiben kann, wie es letzten Endes die Alkoholiker taten und dadurch diesen neuen Weg, der sich in diesen Meetings offenbarte, fanden. Doch bis ich zu dieser Erkenntnis fand, brauchte ich noch einige Jahre.

In den Meetings, in diesem ersten und all den andern in den verschiedenen Gruppen des 12-Schritte-(Stufen-)Programms, geht es ganz zentral um die Frage: Wer bist du?
Das, was mich damals erstaunt hatte, war, wie offen dort über das Leben gesprochen und erzählt wurde, über das, was war, was dann geschah und was heute ist. Und obwohl ich kein Alkoholiker bin und mit dem Äthylalkohol, dem Trinkalkohol, keine Schwierigkeiten habe und nie hatte, half mir das, was sie erzählten, mich ganz mit ihnen zu identifizieren. Nicht die Mengen Alkohol, die sie getrunken haben, und ihre Trinkgeschichten sprachen mich an. Die grausame Zerrissenheit war es, das heillose Leid, der Schmerz, die Verzweiflung, die Aussichtslosigkeit, das Verlassensein und die Ohnmacht, die aus ihren Erzählungen sprach, gingen mir nahe. Darin erkannte ich auch mich. Davon und von den grauenhaften Nächten, die sie durchgemacht hatten, und von den Schicksalsschlägen, die über sie hereingebrochen waren, hatte ich selbst etwas in mir. Deshalb wusste ich, die da sitzen, sind Bruder und Schwester von mir.

Später kam ich dann in die Lage, mich all den anderen Menschen nahe und mit ihnen auf einer Ebene zu fühlen, die all die anderen Symptomdominanten haben, die eben Menschen haben können, die ein unglückliches Leben geführt haben und führen. War es bei diesen ersten Menschen der Alkohol, so kann es auch das zwanghafte, besessene Spielen sein, die Abhängigkeit von Drogen und Medikamenten, die Schwierigkeiten mit Sex oder Beziehungen, das Fressen und Kotzen usw., mit dem sie glauben, ihr Besetzt- und Besessensein von Not und Schmerz zu lindern. Was mich mit all diesen Leuten verbindet, das ist dieses abgrundtiefe Gefühl des Verlorenseins und Abgesondertseins von den anderen. Hierin, so denke ich, sind wir dem Besessenen von Gerasa nahe. Diese Frage: »Wer bist du? Wie heißt du?« trifft uns in jeder wahrhaftigen Begegnung und führt uns ganz auf uns selbst zurück, auf das, was in uns lebt an abgrundtiefem Schmerz und Scham, und auch zu den Sehnsüchten und unserer Vitalität, die wir vielfach noch gar nicht kennen und die uns oft ängstigen. Es ist darum kein Wunder, dass wir dieser Frage auszuweichen versuchen, solange es geht, um einigermaßen unangefochten durch die Welt zu kommen.

Ich bin Legion

Wo wir uns an Orte begeben oder wo ein Ort ist, wo diese Frage: „Wer bist du? Wie heißt du?“ an uns gestellt wird und wir ihr nicht mehr ausweichen können, da bewirkt sie Wunder. Das erste Wunder ist, dass wir unseren Namen preisgeben, trotz aller Ängste. Wir fangen an zu sagen, wer wir sind. Wir können anfangen, unsere Geschichte zu erzählen. Die Geschichte, die der Besessene erzählt, ist in einem Wort zusammengefasst: »Legion.« »Wir sind viele.« Auch wir könnten all die Namen aufzählen, die wir uns schon gegeben haben und die uns gegeben worden sind und die uns hindern, unseren eigentlichen Namen, unsere Würde, unseren Wert zu finden.

Schieben wir nicht vieles vor, und glauben wir nicht vieles, was wir alles sind - und es stimmt doch nicht? Wer redet nicht alles aus uns, einmal der Vater, dann die Mutter und unsere Lehrer, Pfarrer, Politiker usw. Schließlich kostet es uns große Mühe, dass wirklich unsere eigene Stimme aus uns spricht. In einem Gespräch hat Karlfried Graf Dürckheim einmal gesagt: »Wissen Sie, ich, der Karlfried, musste durch den Dürckheim hindurch, oft in einem qualvollen Prozess, um zum Karlfried zu kommen.« Das, was dieser Ausspruch ausdrückt, ist unser aller Weg. Wir können uns in unserer verworrenen Situation nicht vorstellen, ohne diese Legion von Namen und Stimmen in uns zu leben. Dann präsentieren wir uns z. B. mit Diagnosen und Etiketten, wenn sich jemand nach unserem Befinden erkundigt, und sind völlig erstaunt, wenn der Gesprächspartner zu uns sagt: Aber deine Augen strahlen so! Du hast ein so frisches Gesicht! Und uns dadurch etwas über unser Wesen sagt, das uns unter all dem anderen wie abhanden gekommen ist. Ein Alkoholiker hat mir erzählt, der eindruckvollste Satz, den ich zu ihm in den vielen Gesprächen, die wir miteinander geführt haben, gesagt hätte, sei gewesen: »Mensch, Kerle, wie du dich behandelst, so würde ich dich nie behandeln. Das würde mir nie einfallen.« Dieses Wort »Kerle« war es, das bei ihm Wunder wirkte und in dem er sich erkannte. Dieser Satz wurde ihm zur Anrede. Er konnte ihn hören und ihn annehmen. Er traf ihn. Es war ein Schritt auf dem Weg durch die Legion hindurch zu sich selbst.

Wenn wir uns an Orte begeben, wo Menschen sind, an denen die Frage: Wie heißt du? Wunder gewirkt hat, werden auch wir mit dieser Frage auf unterschiedlichste Weise so lange konfrontiert werden, bis auch wir sie hören können und unsere Antwort geben. In Meetings der 12-Schritte-Gruppen kann an einen respektlos die Frage gestellt werden, ob man nicht einmal die Watte aus den Ohren nehmen und sie in den Mund stecken könnte. Wir wissen und merken oft nicht, dass wir dauernd am Reden sind über irgendetwas - und uns damit von uns ablenken. Wir sind »Legion«. Wir wissen und merken das oft gar nicht.

Das wissen und merken nur diejenigen, die selbst einmal Watte in den Ohren hatten. Nur sie können das so sagen, dass wir es hören. Man darf darüber ruhig verärgert sein. Menschen, die selber einmal diese Erfahrung gemacht haben und am eigenen Leib erfahren haben, welche Wirkung das bei ihnen hatte, stört das gar nicht, wenn sie mit dieser Wahrheit jemanden wütend machen. Sie können das dem Angesprochenen zugestehen und ihn lassen. Das darf sein. Sie müssen sich nicht von seiner Stimmung beeinträchtigen lassen. Das ist das Tolle unter Menschen, die auf dem Weg sind, mit dem eigenen Namen zu leben. Bei diesen Ohren und dem Mund ist auch das innere Ohr und der innere Mund gemeint. Denn wie viele unter uns, vielleicht vor allem unter den Akademikern, hören zwar äußerlich auf zu sprechen, reden dann aber umso intensiver einfach innerlich weiter.

In den bereits geschilderten Meetings hat es sich eingebürgert, sich mit seinem Namen zu bezeichnen, und zwar auf eine Art, die Außenstehende oft gerne missverstehen. Da sagt einer z. B.: »Ich heiße Paul. Ich bin Alkoholiker.« Und die Anwesenden rufen ihm zu: »Hi, Paul.« In diesem Ritual drückt sich etwas Wichtiges aus von dem Weg, sich zu erkennen und sich zu erkennen zu geben. »Hi« meint: »Ich nehme dich wahr. Ich weiß, was du durchgemacht hast, wenn du sagst: >Ich bin Alkoholiker.< Ich bin auch dort. Ich bin auch diesen Weg gegangen. Ich freue mich, dass du da bist, hier bei uns. Du gehörst dazu.«

Hier scheint diese gemeinsame Sprache auf, die das Pfingstwunder meint. Leider hat sich diese Art, einander wahrzunehmen und sich auszudrücken, noch wenig durchgesetzt. Wir trauen uns viel zu wenig, überschießende Gefühle und die Freude über das Neue zu zeigen, wie das eben, wie schon oben gesagt, kleine Kinder noch unmittelbar und unverkrampft tun. Täten wir es mehr, könnten wir uns ganz anders begegnen. Es reichte, uns vorzustellen, und wir wüssten alles voneinander, dass wir ein neues Leben leben und wodurch wir gegangen sind. Es brauchte nicht viele Worte, und wir würden einander verstehen und uns nahe fühlen. Doch der Weg dahin, wo wir auf die Legion von Stimmen und Namen und Etiketten verzichten können, wo wir sie verlassen können, ist oft ein grausamer, schmerzhafter und einsamer Weg. Ausdrucksstark schildert uns die Geschichte vom Besessenen mit ihren großartigen und wuchtigen Bildern, was da passiert, wenn sich in uns etwas zu ändern beginnt und die unreinen Geister und all die Abergeister in Bewegung geraten.

»Lass uns doch in diese Schweine fahren«

In der Nähe weidete eine große Schweineherde am Berghang. Die bösen Geister baten: »Lass uns doch in diese Schweine fahren!« Jesus erlaubte es ihnen. Da verließen sie den Mann und fuhren in die Schweine. Die ganze Herde von etwa zweitausend Tieren stürzte sich über das steile Ufer in den See und ertrank. Die Schweinehirten liefen davon und erzählten in der Stadt und in den Dörfern, was geschehen war.

Wenn wir das mit dem Verstand begreifen wollen, können wir es nicht begreifen. Es ist Unsinn, sich da leibhaftige Schweine vorzustellen, die zugrunde gehen müssen, damit der Besessene seine Legion Stimmen und Namen los ist. Aber es ist großartig, wenn man sich 2.000 Schweine vorstellen kann, die da wild den Hang hinunterrasen und im See verschwinden. Das ist ein ganz gewaltiges Bild dafür, was in uns passieren kann, wenn wir all das loslassen können, was uns besetzt hält und uns davon abhält, zu uns selbst und zu unserer Bestimmung, zu unserem Namen zu finden. Dann ist eben einiges los. Dann kommt etwas Gewaltiges in Bewegung. Da sind eben die Säue los.

Jede und jeder von uns hat in sich eine Vorstellung davon, was mit ihm geschieht und was aus ihm hervorbricht, wenn er wirklich mal die Sau rauslässt. Wir spüren auch, wie wir das, was da hinaus möchte, ängstlich zurückhalten, weil wir nicht wissen, wohin uns das führen wird. Wehe, wenn sie losgelassen. Wehe, wenn wie hier 2.000 Schweine losgelassen werden bzw. sich losreißen. Wer schon in einer Lebenskrise Phasen dieses Aufbruchs und Umbruchs erlebt hat, der wird sich von diesem wuchtigen, großartigen Bild für das Aufgewühltsein, für den Umsturz, der in uns passiert, angesprochen und verstanden fühlen. Dann, wenn wir uns unserer Lebenswahrheit und der Vitalität stellen, die da in uns erwacht. Es ist enorm, was wir so oft in uns zurückhalten müssen. Wie viel unbegreiflicher Groll, gepaart mit Angst, kann sich in uns aufstauen und sein Zerstörungswerk anrichten. Wie viele abgewehrte Gefühle und Empfindungen sammeln sich da an, die wir nicht annehmen können, weil es in uns heißt, das ist eine Schweinerei, oder wir Angst haben, andere würden diese Eigenarten und Wünsche so bezeichnen, wenn sie zum Vorschein kämen. Denken wir nur an den sexuellen Bereich und unsere Körperlichkeit, unsere Nacktheit und was sich damit alles verbindet an Ängsten, Scham und verborgen gehaltenen, weil offenbar verbotenen Lüsten.

Das Schwein galt damals als unrein und durfte nicht gegessen, nicht einverleibt werden. Wer zum auserwählten Volk gehörte, mied es. Unsere Geschichte spielt deshalb im Ausland, in der Fremde, wie auch die Schweineszene in der Geschichte des verlorenen Sohnes. All das, was Schweine für uns symbolisieren, was sich z. B. in den Wendungen »die Sau rauslassen«, »das ist eine Schweinerei« und auch »ich habe gerade noch Schwein gehabt« ausdrückt, soll uns also nicht allzu nahe rücken und uns beunruhigen, sondern sein Dasein lieber etwas abseits fristen, jenseits vom gewohnten Alltag. Das Schweinische soll uns nicht beeinträchtigen. Bei „Schwein" sollten wir auch nicht in erster Linie an unser domestiziertes Hausschwein denken, eher an Wildschweine, jedenfalls an herumstreunende Schweine, die von ihren Hirten immer wieder zusammengeführt werden müssen. Sie grenzen den Lebensraum ihrer Tiere ein, führen sie an Weideplätze und Tränkstellen, gewähren ihnen die Orte, wo sie sich ihrem Schweinetrieb entsprechend gebärden können. Wir können nur froh sein, wenn die Schweine gehütet werden, möglichst etwas außerhalb unseres Blickfeldes. Wir können nur froh sein, dass es Hirten gab in unserem Leben, die uns moralische Schranken setzten und uns die Regeln und Gesetze für das soziale Zusammenleben zeigten und die uns halfen, mit all dieser ungestümen Vitalität in uns irgendwie zu Rande zu kommen. Wir lernten von ihnen auch Rituale und Zeremonien kennen, die uns die Richtung wiesen, mit all dem Unfasslichen, Unbegreiflichen und auch dem Unendlichen umzugehen. Es war beruhigend, in all dem Vermittelten eine Basis zu bekommen, die uns erleben ließ, dass alles o. k. ist. So lenkten uns all diese Hirten nicht nur von außen und machten uns gefügig, sondern sie wurden auch ein fester, innerer Besitz von uns, mit dem wir uns lenkten.

Beim Besessenen sehen wir, wie all diese Stimmen nicht mehr ausreichen, um all das, was sie bewirkt haben an Unterdrückung, an Verletzung, an Groll und Angst, an Verleugnung und Abwehr, zurückzuhalten. All das will ans Licht, will sich ausleben und meldet sich mit einer ungeheuren Kraft. In unserer Geschichte verlangen all diese Antriebe und Triebe, diese Legion von Stimmen und Namen, in die Schweine fahren zu dürfen. Das so lange Aufgestaute und Zurückgehaltene will sich losreißen. Das geschieht mit einem solchen Ungestüm, dass es sich im Bild der 2.000 Schweine, die den Hang hinunterrasen und sich in den See stürzen, ausdrückt. Plötzlich also ist dieser Schutz der Hirten (unsere Konditionierung) nicht mehr da, und wir sind ganz allein auf uns selbst gestellt. Uns fällt die ganze Verantwortung für unser Sein zu. Es geschieht etwas in uns, was wir doch eigentlich gar nicht wollten. All das, oder vieles von dem, was bis jetzt galt, gilt nicht mehr. Alles wird hineingezogen in diesen Prozess des Umbruchs. Da ändern sich Besitzverhältnisse. Gewichtigkeiten, die wir einzelnen Dingen und Überzeugungen früher gaben, bedeuten plötzlich nichts mehr. Da passieren Trennung und Abschied, ohne schon zu wissen, wie das Neue sich zeigt, geschweige denn, dass wir davon schon Besitz ergreifen könnten. Es geht toll, wild her und zu, wenn dieser Umbruch in Gang kommt. Es ist verwirrend für die Hüter der alten Ordnung in uns und um uns, so verwirrend eben, wie wenn den Hirten 2.000 Schweine davonrasen und sich in den See stürzen. Das geht für die Hirten (auch Anteile in uns) nicht auf. Da blicken sie nicht mehr durch. Es kann eben nie aufgehen für alle, wenn sich Veränderungen zu etwas Neuem, Anderem, noch Unbekanntem in solcher den Betroffenen wie die Umgebung erschreckenden Weise ereignen. Die Schweine sind weg, untergegangen im See (im Zeitlichen, im Fließen der Zeit, im Vergänglichen).

Von außen betrachtet, sind sie vernichtet. Für die Hirten ist das ein enormer Verlust. Es ist nicht erstaunlich, dass sie diesen Unruhestifter Jesus, wie sie ihn wohl empfinden mussten, baten, ihr Gebiet zu verlassen. Mach, was du willst, aber bitte nicht hier bei uns. Was da geschehen ist, darf um Gottes willen nicht um sich greifen.

Darauf kamen die Leute zu Jesus und wollten es selbst sehen. Sie fanden den Mann, der von so vielen bösen Geistern besessen gewesen war: Er saß da, ordentlich angezogen und bei klarem Verstand. Da bekamen sie Angst. Die Augenzeugen berichteten ihnen ausführlich, wie es bei der Heilung des Besessenen zugegangen war. Sie erzählten auch den Vorfall mit den Schweinen. Darauf drängten die Leute Jesus, ihr Gebiet zu verlassen.

Der Sturz der Schweine in den See brachte dem Besessenen die Erlösung. Was für die Hirten Vernichtung, Verlust war, war für den Besessenen Erlösung. Das ist wie zwei Seiten einer Medaille. Solange wir uns mit den Hirten identifizieren, starren wir wie sie auf die 2.000 verlorenen, vernichteten Schweine. Wenn uns das Losstürmen der Schweine ergreift und deren Kraft uns packt, entdecken wir das Befreiende. Jedenfalls wird erzählt, wie für den ehemaligen Besessenen das aufgegangen ist, was für die Hirten nicht aufgehen kann. Der See in unserer Geschichte ist die bildhafte Entsprechung dessen, was Erlösung ist. Seine Weite und Tiefe drückt aus, dass da viel Raum, viel Platz ist, wo all das, was sonst keinen Raum, keinen Platz hat, aufgenommen und verwandelt wird. Kräfte, die vorher zerstörten, die unterjocht waren, sind jetzt befreit und verfügbar.

C. G. Jung hat über das Wasser gesagt: »Wie das Unbewusste ist das Wasser das Element der Entwicklung, der Verwandlung, des Geheimnisses ... Das Wasser ist durch seine unergründlichen Tiefen Symbol des Unbewussten, durch seine fließende Wandelbarkeit Symbol des Lebens.« Unsere Geschichte zeigt uns das so, dass sie vor uns die Weite des Sees hinstellt und den Besessenen, ruhig dasitzend, ordentlich angezogen und bei klarem Verstand. Seine Energie, die ihn so herumgetrieben hat und ihn unruhig um sich schlagen und herumtoben ließ, ist nicht vernichtet, sondern bringt ihn zum Leben. Er kann sie für sich einsetzen. Im Gebet des Niklaus von Flüe wird diese Wandlung, ja dieser ganze Prozess des Umbruchs so ausgedrückt:

> Mein Herr und mein Gott,
> nimm alles von mir, was mich hindert zu dir.
> Mein Herr und mein Gott,
> gib alles mir, was mich führet zu dir.
> Mein Herr und mein Gott,
> o nimm mich mir und gib mich ganz zu eigen dir.

In diesem »Nimm mich mir« ist das beinhaltet, was sich mit diesen 2.000 Schweinen vollzog. Da geht es um einen Verlust, um ein Weggeben, ein Loslassen. Und es geht um ein Sich-Hingeben und Gewinnen: »Gib mich ganz zu eigen dir.« Ich möchte ganz in dir aufgehen. Es geht nicht um Vernichtung, sondern um Wandlung. Wir können auch sagen, es geht um Vergebung. Ein solcher Prozess, der so heftig erlebt werden kann, wie es diese Bilder vom Schweinesturz in uns wachrufen, kann nur in Gang kommen, wenn wir einen Ort, eine Umgebung gefunden haben, wo uns Vertrauen entgegenkommt.

Für den Besessenen war dieser Ort Jesus. In der Begegnung mit ihm erlebte er »instant hope«, sofortige Hoffnung, wie diese notwendige Erfahrung einmal bezeichnet wurde. Diese sofortige Hoffnung kann immer dort auftreten, wo nicht mehr an uns herumgekrittelt wird und es niemand mehr besser wissen will, sondern man einfach bedingungslos bereit ist, unsere Antwort auf die Frage: Wie heißt du? zu hören. Diesen Ort, »Jesus« zu erfahren, wie immer wir uns diesen vorstellen, war notwendig, damit sich die Fesseln lösen konnten, die äußeren am Körper und die inneren der Besessenheit, damit ein Geist der Legion um den anderen ihn verlassen wollte und konnte, ja diesen Jesus geradezu bat, mit der Vitalität und Ungebärdigkeit der Schweine in Kontakt zu kommen und loszustürmen, loszukommen.

Machen wir es uns nochmals bewusst: Diese ganze Geschichte vom Besessenen, auch diese Szene vom Losstürmen der Schweine und ihr Sturz in den See und das anschließende ruhige Dasein des Besessenen spielt sich in uns ab, jedes Detail ist ein Anteil von uns. Auch die verwirrten Hirten sind in uns. Diese Szenen, gerade auch diese paar Zeilen vom Schweinesturz, können Jahre und Jahrzehnte unseres Lebens umfassen. Wenn nicht wenige erzählen, dass sie »In 90 Tagen in 90 Meetings« (so ein Buchtitel) gingen oder an einem Tag in drei Meetings, um durchzuhalten, was in ihnen sich regte, als sie drauf kamen, ihren Namen zu entdecken, dann erahnen wir etwas von dem langen und intensiven Prozess, der mit diesen Bildern beschrieben wird. Die Zahl 2.000 verwundert uns nicht mehr so sehr, wenn wir das Großartige und Mächtige und andererseits auch das Unfassliche und Unbegreifliche herausspüren, das da geschieht.

Gesundheit, die ansteckt

Für Jesus ist das, was sein Teil ist, im Geschehen dieser Heilung abgeschlossen. Heilende Kraft, eine neue Vitalität und Lebendigkeit ist im ehemaligen Besessenen erwacht. Das, was schon immer verborgen hinter der Legion von Namen in ihm da war, diese Kraft zum Umbruch, hat sich ihm dank dem, was Jesus ihm war, erschlossen und wirkt jetzt in ihm. Er ist daran, die Frage: Wie heißt du? angstfreier zu hören und seine Antwort zu geben. Jesus mutet ihm zu, sich jetzt nicht einfach bei ihm dranzuhängen, sondern anzufangen, das, was er erfahren hat, in eigener Verantwortung unter den Seinen zu leben.

Als Jesus ins Boot stieg, bat ihn der Geheilte: »Lass mich mit dir gehen!« Aber Jesus erlaubte es ihm nicht, sondern befahl ihm: »Geh zurück zu deinen Angehörigen und sage ihnen, wie wunderbar Gott dir geholfen und wie viel Erbarmen er mit dir gehabt hat.« Der Mann gehorchte und ging. Er zog durch das Gebiet der Zehn Städte und erzählte überall, wie Jesus ihm geholfen hatte. Und alle staunten.

Wir haben es wohl verstanden: Es ist nicht das, was wir sagen werden, was zählt und uns gesund erhält, sondern das, was wir leben. Das steckt andere an. Ansteckende Gesundheit ist es, die in der frohen Botschaft steckt. Wir können nur wünschen, dass diese ansteckende Gesundheit immer mehr um sich greift und sich mehr und mehr die Dämonen von uns lösen, bzw. dass wir sie loslassen und dass wir den Mut bekommen, uns in dieses Geschehen hineinziehen zu lassen und uns hineinzubegeben. Das braucht oft viel Zeit und dauert oft lange. Seien wir nicht zu ungeduldig.

Es kann auch passieren, dass wir uns mitten auf unserem Weg wieder nach den Grüften sehnen und nach den Nächten, in denen wir geschrien haben, weil uns das doch noch vertrauter ist als das Neue, in dem wir noch nicht eingewohnt sind, noch keine Heimat gefunden haben. Verbünden wir uns doch immer wieder in der Sehnsucht nach unserem eigenen Namen, an dem wir erkennen können, als wer wir gemeint sind. Tragen wir die Hoffnung in unserem Herzen, dass das, was nach einem Vers im Galaterbrief so ausgedrückt werden kann, uns immer mehr ergreift:

Da gibt es keine Griechen und Juden mehr(das sind ja die zwei Arten, wie wir die Welt auffassen können), keine Knechte und Herren, kein Männliches und Weibliches, denn wir sind eins in diesem neuen Erleben

wie es gerade hier, in der Geschichte des Besessenen von Gerasa so großartig geschildert wird.

Für den Druck bearbeitet von Alfred Meier

JIRINA PREKOP

VON DER AUSSÖHNUNG HÄNGT ES AB

Festhalte-Therapie beendet den inneren Horror

Bis die Liebe wieder fließt

Es ist nicht selten, dass die Psychotherapie nur zur Bestätigung des inneren Horrors wird. Bei der Suche nach einem Erlöser setzt für manche Patienten erst das existentielle Abenteuer ein, das sie zum Vorhof der Hölle führt. Es gibt Psychotherapeuten, die den Sinn ihrer Intervention darin sehen, dass der Patient seinen verdrängten Hass endlich zulässt, ihn herausschreit und ausagiert. Der Patient darf stundenlang seinen Groll gegen die Mutter äußern. Manche Therapeuten ermutigen ihre Patienten, in der Phantasie ihren Vater zu töten oder sich vorzustellen, das Kissen vor ihnen, auf das sie einschlagen, sei die gehasste Person. Leider führt der Psychotherapeut diesen Prozess dann aber nur selten bis zur Aussöhnung - wie auch, wenn ich den Vater bereits umbrachte? -, sondern allenfalls zur Loslösung von den gehassten Eltern. Diese Loslösung hat aber bestenfalls eine Abspaltung zur Folge und ist keine reife Lösung. Im Hass gelingt keine Loslösung. Loslösen von seinen Eltern kann sich der Mensch nur dann, wenn er bereit ist, sie trotz all ihrer Fehler und Schrecken zu ehren. Wenn er das vierte Gebot achtet, können eines Tages auch seine Kinder ihn ehren, und er schützt sie auf diese Weise vor der Fortpflanzung einer Neurose.

Denn das Strickmuster dieser Neurose ist einfach: Solange ich meine eigenen Eltern nicht annehmen kann, suche ich sie in anderen Menschen und bleibe dabei ein suchendes Kind beziehungsweise ein pubertierender Rebell. Ich werde aber kein Erwachsener, der sich sein Recht auf Loslösung nimmt. Natürlich fühlt sich der Patient zunächst erleichtert, wenn er seine Galle unter dem Schutz des psychotherapeutischen Deckmantels ohne Gewissensbisse entleeren und sich endlich einmal Luft machen kann. Aber die Galle füllt sich von Neuem, und wieder geht ihm die Luft aus. Am liebsten würde er den aufbrechenden Schmerz wieder wie gewohnt im Bier ertränken oder in der Spielbank vergessen. Inzwischen aber machte er eine - Genesung versprechende - psychotherapeutische Erfahrung. Also meldet er sich wieder bei seinem Therapeuten und nimmt sich erneut das Recht, seinen Hass auszudrücken. So kreist er stets um seinen negativen Pol und zerstört dabei die letzten Reste seiner Achtung den Eltern gegenüber und oft auch den Rest seiner Hoffnung, zu innerem Frieden zu gelangen. »Ich habe meinen Vater schon tausendmal umgebracht«, sagte mir ein Mann, der seit Jahren von einem psychotherapeutischen Seminar zum anderen reist. »Aber ich bin immer noch da, wo ich auch vorher war. Inzwischen habe ich aber neue Bekannte gewonnen, und mein Psychotherapeut ist mir zum Freund geworden.« Mindestens etwas hat der arme Mann gewonnen: eine neue Sucht. Er hat sein Geld darauf verwendet, immer neue Seminare bezahlen zu können und dabei seinen guten Bekannten zu begegnen oder seinen Freund zu treffen, der sich dafür gut bezahlen lässt. Der Weg zur Erneuerung der Liebe aber blieb versperrt durch die Barriere des Hasses.

Leider kannte sich dieser Mann nicht aus im psychotherapeutischen Dschungel. Er konnte ja auch nicht wissen, nach welchen Kriterien er sich einen Therapeuten suchen sollte. Auch den Therapeuten darf man nicht einfach tadeln. Die spirituelle Absicht, einen Patienten aus der Hölle des Hasses zur Liebe zu führen, ihn zu äußerem Frieden zu bewegen, der auch inneren Frieden zu schaffen vermag, gehört nicht unbedingt zur psychotherapeutischen Ethik, und auch das zur Aussöhnung führende methodische Instrumentarium ist nur selten Lernstoff bei einer psychotherapeutischen Schulung. Nicht einmal die Krankenkassen achten bei der Genehmigung einer Psychotherapie darauf, obwohl es in ihrem Interesse sein müsste, den Patienten möglichst effektiv und damit auch schnell von seinem chronischen Leiden zu befreien. Oftmals übernehmen sie die Kosten nicht für eine Heilung, sondern für neues Unheil. Die uralte Erkenntnis, dass Hass Spaltung bewirkt und krank macht, Liebe dagegen vereinigt und heilt, scheint vielen Einflussreichen heute absurd. Offensichtlich gehört diese Unkenntnis zu den vielen anderen Zeiterscheinungen, die selbst schon einer Entfremdung entstammen.

Jüngere psychotherapeutische Richtungen sind typischerweise bereit, die Polarität der Wirklichkeit auszuhalten, sie aber zugunsten des Positiven zu wenden. Sie bestehen zum Beispiel darauf, das ganze Beziehungsgeflecht eines Patienten einzubeziehen, womöglich seine nächsten Verwandten. Sie bemühen sich darum, den Betroffenen zu stärken, damit er sich seinem Dilemma stellt und seine innere Kraft auf Aussöhnung und Liebesbereitschaft lenkt.

Eine von diesen Richtungen ist die Festhalte-Therapie. Sie bewährt sich besonders bei schicksalhaft verbundenen Menschen wie Mutter/Vater - Kind und Ehemann - Ehefrau, die unter einem schweren Beziehungskonflikt leiden. In dichter Umarmung - noch um einiges dichter als bei Bonding üblich - haben die beiden Gelegenheit, ihren Konflikt auszudrücken, auszutragen und sich auszusöhnen. Sie überwinden dabei die instinktgebundende Neigung zur Flucht vor »dem Feind« und gehen nicht früher auseinander, als bis die Liebe fließt. Bis es so weit ist, dürfen sie allen Schmerz und Hass durch Schreien und wenige, den starken Affekt tragende Worte äußern, auf keinen Fall aber handgreiflich werden. Zugleich wird dabei darauf geachtet, dass systemische Ordnungen eingehalten werden, das heißt, dass jeder die Stelle in seinem Beziehungssystem bekommt, die ihm gehört.

Ein Beispiel, an dem ich das demonstrieren möchte: Ein Mann und eine Frau wagen es nicht zu heiraten, obwohl sie schon sechs Jahre zusammenleben. Streitigkeiten unter ihnen entstehen wegen der Erziehung der vier Kinder. Zwei brachte die Frau in die Ehe mit, zwei stammen aus der gemeinsamen Beziehung. Sie kommen zur Beratung wegen der Verhaltensprobleme der Kinder. Die älteste Tochter aus der ersten Ehe der Frau ist eine depressive Einzelgängerin, der jüngste Sohn aus der jetzigen Lebensgemeinschaft ist ein kleiner Tyrann. Sowohl die Frau als auch der Mann haben schon verschiedene psychotherapeutische Seminare zur Selbsterfahrung und zur Stärkung des Selbstwertgefühls besucht. Keiner von ihnen ist im herkömmlichen Sinne krank. Sie sind lediglich nicht in der Lage, die immer wieder ausbrechenden Konflikte - die ja zwangsläufig zu jeder Beziehung gehören! - durch Versöhnung beizulegen. Sie trauen sich sogar, ihre Störungen ganz offen zu äußern, schreien sich aus räumlicher Distanz an und flüchten dann voreinander. Er fährt mit seinem Auto zu seiner weit entfernten Dienststelle, die er für nichts auf der Welt in der Nähe seines Hauses haben möchte, und bleibt dort ganze Tage und Nächte. Sie packt ihre Kinder ins Auto und fährt zu Freundinnen, wo sie sich mit Reden und manchmal einem Einkaufsrausch abreagiert. Wenn dann bei beiden die Wut abgeklungen ist, treffen sie sich wieder. Aber bald geht der Krieg von Neuem los. Weil sie sich aber doch gern haben und zusammenbleiben möchten, haben sie eine Ehetherapie gesucht. In den gemeinsamen sechs Jahren haben sie fast alle Ersparnisse darauf verwendet. Dort geschieht im Grunde das Gleiche wie zu Hause, mit dem entscheidenden Unterschied, dass der Therapeut die Flucht voreinander verhindert und sie gelegentlich zu einer versöhnenden Umarmung führt. Jedes Mal weckt ein solches Seminar einen Funken Hoffnung. Doch leider können sie den Therapeuten nicht mit nach Hause nehmen. Sie werden dadurch erst recht abhängig von ihm.

In der ersten Sitzung der Festhalte-Therapie erläutert die Therapeutin zunächst das familiäre System. Sie vermittelt eine neue Sicht auf und damit zugleich Einsicht in die Ursache der Konflikte und auch in deren Lösung: Die aus der ersten Ehe der Frau mitgebrachten Kinder haben ein Recht auf die erste Stelle, diese Ehre muss die erstgeborene Tochter bekommen. Sie muss auch wissen, dass sie ihren leiblichen Vater lieben darf und dass ihre Mutter und der Stiefvater sich darüber freuen. Damit erübrigt sich ihre Identifikation mit dem ausgeklammerten leiblichen Vater. Den Schmerz über die Trennung von ihm, den sie all die Jahre mit sich herumgetragen hat, soll sie in dichter Umarmung mit ihrer Mutter zunächst ausdrücken und in der gleichen Umarmung auch zur Liebe zu ihr finden. Der jüngste Sohn braucht Ähnliches. Im Arm seiner Mutter soll er ihren Ärger und ihre Trauer wegen seiner rücksichtslosen Machtausübung wahrnehmen. Zugleich darf er seine unbewusste Wut darüber ausdrücken, dass er den Vater bei der Mama oft vertreten muss und gar nicht kindlich sein kann. Und im Arme seines Vaters soll er darüber hinaus auch erfahren, dass nicht er, sondern der Vater verantwortlich für die Ehebeziehung ist, er dagegen noch ein Kind sein darf und sich seiner Mutter gegenüber auch als ein Kind zu verhalten hat. Seine Wut darüber, dass er sich den Maßstäben der Eltern fügen soll, darf der Junge laut hinausschreien - »so lange, bis es dir und mir gut geht, bis wir uns wieder lieben können«.

Diese Sitzung löste beim Mann einen längst verschütteten Schmerz aus. Es wurde ihm bewusst, dass er eine so vorbehaltlose Liebe von seinem Vater nie erfahren hat. Auch der war immer von der Familie weggegangen. Die darauf folgende therapeutische Sitzung war einer aussöhnenden Rückführung zu dem schon längst verstorbenen Vater gewidmet. Erst dann kam die Beziehung der beiden Partner an die Reihe. Unter dichter Umarmung auf der Matte wurden die beiden angefeuert, ihren Groll auszuschreien, ihre Trauer auszuweinen - so lange, bis in der gleichen Umarmung die Liebe wieder fließt. Jedem wurde eingeprägt, sich nicht eher aus der Umarmung zu lösen. Und tatsächlich, nach dem Gewittersturm schien wie ein Wunder der Regenbogen auf. »Du bist geblieben!« flüsterte sie glücklich. »Du liebst mich.« Noch nie hatten sie ihre Liebe so mit vollen Händen genommen wie jetzt. Ein Funke endlosen Glücks leuchtete auf. Die Kinder waren die ganze Zeit dabei. Sie waren von der Dramatik des Geschehens keineswegs irritiert, war ihre Belastbarkeit doch schon seit Langem trainiert. Die bis dahin erlebten Ehekrisen waren viel bedrohlicher gewesen, weil sie immer in Hass und Spaltung endeten. Diesmal wurde Friede gefeiert. Die Formel, nach der das Wunder einer erneuerten Liebe machbar ist, hat die Familie nach Hause übertragen können. Nach wenigen Monaten bekam die Therapeutin eine Heiratsanzeige.

Der Teil und das Ganze

Niemals hatte ich mir viele Gedanken über Religion gemacht. Das begann erst, als ich durch die Festhalte-Therapie zu ihrem Kern vordringen musste. Meine Erkenntnis wuchs durch das praktische Tun, nicht philosophisch. Ein Beispiel: Es klingt zunächst sehr religiös, wenn wir sagen: »Ich bin ein Teil des Ganzen.« Aber in dieser scheinbaren Zugehörigkeitserklärung steckt Unheil. Wenn wir uns nämlich »Teil« des Ganzen nennen, erleiden wir gerade die Teilung, die Abspaltung vom Ganzen. Wir empfinden uns nicht abgerundet und werden krank. Erst wenn wir uns als ein Element empfinden, in das alle Schwingungen des kosmischen Ganzen einfließen und in dem sie alle miteinander verwoben sind, wodurch wir eine lebende Miniatur des großartigen Ganzen sind, fühlen wir uns ganz und wohl. Wir als ein solcher Mikrochip sind Geheimnisträger des Schöpfers, seine Vertrauten, seine Abbilder, seine Siegel.

Im Ayurveda, einem System, das eine mehr als 5000 Jahre alte Naturheilkunde darstellt, lautet die zentrale These:

So wie der menschliche Körper
ist auch der kosmische Körper.
So wie der menschliche Geist

ist auch der kosmische Geist.
So wie der Mikrokosmos
ist auch der Makrokosmos.
So wie das Atom
ist auch das ganze Universum.

Das Ganze eines Menschen im kosmischen Ganzen ist keine statische Angelegenheit, sondern ein stets fließender Strom des Seins durch alle Zeiten, verbunden mit dem Vorher und dem Danach, mit den Ahnen und den Nachkommen, eine leiblich-seelische Einheit, deren Biorhythmus mit den Rhythmen der Natur, den planetaren Systemen, schwingt und mit allen fundamentalen Energiefeldern, wie sie in Blüten und Steinen, in Sternen und in den zwischenmenschlichen Beziehungen wirken. Ganzheit wird aktualisiert im Einordnen des eigenen Willens in die Schöpfung, im Denken mit dem Herzen und im Fühlen mit dem Kopf, im Zulassen aller Gefühle, auch der widerlichen, damit sie in Achtung und Liebe umgewandelt werden.

Dieses Ganze zu erfahren macht uns heil. Schon der bewusste Weg dahin heilt. Es gibt aber noch eine durch die Schöpfungskraft selbst vorgegebene Steigerung: die Einheit. Erst in der Einheit ist Friede, nicht mehr nur Heil-Sein, sondern Heilig-Sein. Nur in seltenen Augenblicken leuchtet dem Menschen diese verheißene Einheit auf, das stille Glück der Verschmelzung mit dem Göttlichen, das Gefühl der Leichtigkeit in der Sicherheit des Aufgehobenseins. Dieses Wunder geschieht immer dann, wenn wir in selbstloser Liebe mit dem Nächsten oder den Nächsten vereinigt sind. Es kommt nicht, wenn wir nur unter Vorbehalten zu lieben bereit sind oder am nächsten Menschen nur einen Teil lieben. Es kann auch dann nicht erlebt werden, wenn wir unsere Nächsten ausgrenzen oder unsere geheimen Vorbehalte verdrängen. Der abgespaltene Teil kann nicht anders in das Ganze aufgenommen werden, als dass er in Liebe verwandelt wird. Das Zulassen von allem und allen, also Ganzheitlichkeit, ist der Weg, die Himmelsleiter zur Einheit.

Polarität als Grundformel der Ganzheit

Es wäre verfrüht, vom Heilig-Sein zu sprechen, bevor wir den Weg des Heil-Werdens durch Ganzheitlichkeit gesucht haben. Wie aber geht der Weg? Ganz gewiss ist das große Ganze kein zufälliges Kunterbunt, durch das man mal hier, mal da unverbindlich spazieren gehen könnte. So wie alle irdischen Erscheinungen ist auch die Ganzheit als oberstes Prinzip in bestimmte Schöpfungsmuster eingewoben. Ihre wichtigste Formel ist die Polarität, wie sie beim Pulsieren zweier gegensätzlicher, zueinander in Spannung stehender Pole entsteht. Die Polarität ist der Schlüssel für alle energetischen Schwingungen und deren Umsetzung in gebundene, wirkende Kraft. Elektrischer Strom fließt zwischen dem negativen und dem positiven Pol. Die Erde dreht sich um die Achse zwischen Nord- und Südpol. Tag und Nacht, Einatmen und Ausatmen, Bindung und Lösung, Entleeren und Füllen, Geborenwerden und Sterben, Hass und Liebe, Angst und Mut, Anpassung und Durchsetzung sind ähnliche Pole, durch die das Leben fließt, ebenso natürlich Mann und Frau. Diese Gegenpole stehen einander nicht starr gegenüber, wie das Prinzip des Dualismus Gegensätze versteht. Im Gegenteil: Die entgegen gesetzten Pole sind ständig in Spannung aufeinander bezogen, und daraus entsteht Lebendigkeit. Wird für kurze Zeit Einheit erworben, teilt sie sich sofort wieder entzwei. Das Leben zwingt diese Erfahrung immer wieder auf: »So lange war ich allein, nun habe ich einen treuen Freund gefunden. Was für ein Glück! Aber o weh, was für entsetzliche Eigenschaften hat er! Was für eine Schwiegermutter mutet er mir zu!« - Das Abenteuer der Gegensätze fängt von Neuem an, stiftet neue Verwicklungen, neue Sündenfälle, neue Aussöhnungen, neue Entwicklungen.

Dabei wünschten wir uns doch ein klares Entweder - Oder, bloß nichts dazwischen! Im Neuen Testament steht es schwarz auf weiß: »O dass du kalt oder warm wärest! So aber, weil du lau bist und weder warm noch kalt, will ich dich ausspeien aus meinem Munde« (Offenbarung 3,15f). Oder: »Vielmehr sei eure Rede: >Ja, ja; nein, nein.< Was darüber ist, das ist vom Bösen« (Matthäus 5,37). Das Liebesgebot Jesu aber meint jene vollkommene Liebe, die bereit ist, auch den Feind ins Herz zu schließen. Das Gebot »Liebe deinen Nächsten wie dich selbst« ist noch nicht erfüllt, wenn jemand nur seine Freunde liebt. »Liebet eure Feinde«, sagt Jesus. Dabei ist der »Feind« selten der Diktator eines fremden Landes, sondern oft der allernächste Mensch: der eigene Ehemann, weil er mich zu unterjochen versucht, oder die eigene Mutter, deren Erwartungen ich nie erfülle, oder mein Kind, das frech zu mir ist und mich nicht schlafen lässt.

Gelingt es uns, den Hass mit der Kraft der Liebe zu besiegen, trotz aller Vorbehalte, dann können wir uns zumindest vorübergehend über die irdische Polarität erheben. In dieser höchsten Form der Liebe, die frei ist von Zweiheit, haben wir bewusst Anteil an der Einheit Gottes. Wir spüren die reale Chance, Gott zu sehen und sein Ebenbild zu werden. Der biblische Jakob rang nachts mit einer übermächtigen Gestalt - einem Engel oder vielleicht Gott selbst. Als der Morgen graute, wollte der Gegner aufgeben und gehen. Doch Jakob hielt ihn nun um so fester: »Ich lasse dich nicht, du segnest mich denn!«, schrie er ihn an. Die beiden söhnten sich aus, und als Jakob zu seinen Mitmenschen zurückkehrte, berichtete er: »Ich habe Gott gesehen.«

Die Herausforderung

Zu solchen erleuchtenden Erlebnissen der Liebe führt aber kein anderer Weg als der steinige Pfad und das »enge Tor«. Für die Verengung des Weges sorgt das Schöpfungsgesetz der Gegensätze. Immer wieder wuchert der negative Pol des Zweifels, der Angst, des Hasses und versperrt den Ausblick auf den Pol der Hoffnung und der Liebe. Seinc Macht ist so unerträglich, dass wir zur Flucht neigen. Wir selbst haben den Gegner womöglich geschlagen, mit Worten oder Fäusten zu töten versucht - wenn nicht äußerlich, so doch im Herzen. Aber nun ergreifen wir die Flucht, brechen die Beziehung zu ihm ab und womöglich auch zu uns selbst. »Jetzt reiche ich die Scheidung ein!« »Nie wieder werde ich meine nörgelnde Mutter im Altenheim besuchen!« »Ich bringe mich um!« Manche trauen sich eine solche Flucht nicht zu, versuchen aber den unerträglichen Schmerz durch Alkohol, Drogen, Computer, Arbeit oder was es sonst so gibt zu betäuben. Alle diese Flucht- und Ausweichmanöver spalten uns, verhindern Ganzheit, machen krank. Sie sind »laue« Wege, vor denen als der größten Gefahr für wahre Lebendigkeit mit Recht gewarnt wird.

Zur seelischen Gesundung führt ausschließlich die Kraft, die den Schmerz des sogenannten negativen Pols zulässt und aus dieser Erfahrung heraus die Erneuerung der Freude anstrebt. Ohne diesen Kreuzesweg gibt es keine Auferstehung. So schwer es manchmal ist, dieses Kreuz auf seine Schultern zu laden, so hoch ist eben der Preis der Erlösung. Der Liebende muss den Stich in seinem Herzen spüren, um zu wissen, wie gefährlich die Liebe verletzt werden kann. Erst durch die Verwundung wird seine Sehnsucht nach Heilung mit der Tatkraft der Liebe geladen. Je intensiver der Schmerz, umso berauschender oft das Wunder der wiedergefundenen Liebe. Umso schmerzhafter natürlich auch die Enttäuschung, wenn die so kostbar gewordene Liebe erneut verwundet wird. Der polare Prozess setzt von Neuem ein: von der Höhe in die Tiefe, von Nähe zu neuer Distanz, von Liebe wieder zu Hass. Es ist ein steter Opfergang, auf dem sich die Widerlichkeiten in die »süße Botschaft der Liebe wandeln«, wie Franz von Assisi es in seinem Erfahrungsbericht über die Umarmung eines ausgestoßenen Leprakranken schildert. Ohne dieses Aushalten der schmerzhaften Polarität des Lebens kann sich aber die Liebe auf Erden nicht verwirklichen. Dieses Dilemma wurde dem Menschen als Mitgift mitgegeben, als er aus dem Paradies gewiesen wurde. »Mühsal« heißt nun der Wegweiser durchs Leben, nicht nur in den zwischenmenschlichen Beziehungen. Der Mensch muss auch durch Hungersnöte gehen, um das Brot schätzen zu lernen. Er muss sich der Angst stellen, um sich seiner Tapferkeit bewusst zu werden. Nur wenn er friert, macht er sich Gedanken darüber, wie er für Heizmaterial sorgen und sich ein Feuer machen kann.

Bliebe es dem Menschen überlassen, wie er sein Leben gestalten will, würde er sich für das Monopol des Genusses und der Störungsfreiheit entscheiden. Er würde ein paradiesisches Schlaraffenland wählen anstelle der mühseligen Polarität des Daseins. Die Schöpfungsweisheit aber mutet ihm Herausforderungen zu. Die Bibel sagt, dass Christus es auf sich genommen hat, uns Menschen diesen Weg vorzuleben.

Der Seelenbetrug

Die technokratische Gesellschaft stemmt sich dagegen und ist in diesem Sinne anti-christlich. Denn sie verheißt dem Menschen ein störungsfreies Leben. Durch richtiges Management und hochentwickelte Technik könne er Mangel und Schmerz vermeiden. Alles werde superweich, superschnell, superbequem, einfach perfekt. Sieht man aber auf die seelischen Erkrankungen und auf die Erkrankung der Menschlichkeit, waren die Menschen in den Industrieländern noch nie so gefährdet wie heute. Es handelt sich dabei um einen umfassenden Prozess destruktiver Entfremdung, und sie setzt dort ein, wo sich der Mensch aus den Schöpfungsgesetzen herauszukatapultieren versucht und sie nicht mehr achtet. Es erübrigt sich fast zu analysieren, was ihn dazu verführte: der Hochmut des Intellekts, die Einbildung, mittels des technischen Fortschritts das Leben unter bequemen, auf lau klimatisierten Bedingungen genießen zu können und das mühselige Durchqueren der polaren Spannungsfelder vermeiden zu können.

Wer den Pol des Leidens abblendet, blockiert in Wirklichkeit auch den Pol der Freude. In diesem Niemandsland verliert der Mensch seine Liebesfähigkeit, seine Sinngebung, wird psychisch und körperlich krank, gerät in einen Wirbel von Indifferenz und rennt seiner Selbstzerstörung entgegen. Er kann dieses Vor-sich-hin-Vegetieren umso länger aushalten, als die hedonistische Konsumgesellschaft ihm Ersatzbefriedigungen in großer Auswahl anbietet. Ersatzbefriedigungen haben sich schon in der Kindheit bewährt, als Schnuller, Flasche und Nachtlicht an die Stelle der Geborgenheit auf dem elterlichen Schoß treten mussten. Später kommen die Musikkassette, Diskothek, Video, Zigaretten, Drogen und so weiter dazu. Der Mann stellt fest, dass es viel einfacher ist, mit seinem Computer zu kommunizieren als mit der eigenen Ehefrau. Ihre Reaktionen sind unberechenbar. - »Versuche nur einmal, sie zu streicheln, da kannst du was erleben! Einmal faucht sie dich an: >Lass mich in Ruhe!<, ein andermal besteht sie sofort auf einem tollen Orgasmus, und wieder ein anderes Mal streichelt sie dich auch, um dich zum Einkaufen zu überreden. Wenn du aber die Maus deines Computers streichelst und klickst, kannst du dich mit faszinierender Sicherheit darauf verlassen, dass du genau das Programm bekommst, das du willst.«

Chance und Aufgabe der Therapie

Aber die Seele lässt sich nicht täuschen. Sie spürt, dass sie nicht das Wahre bekommt, um es sich einzuverleiben und dann aus der Fülle wirken zu können. Sie sendet Alarmsignale, unüberhörbar. Der Betroffene spürt, dass es so nicht weitergeht. Er steigert sich in seinem Betäubungskonsum bis zur totalen Selbstzerstörung, flieht vor dem Leben durch Suizid, oder aber er sucht in seiner ohnmächtigen Verzweiflung einen Therapeuten auf. Nun kommt es auf den Therapeuten an. Er weiß, dass er seinen Patienten nicht schützen darf vor seinem ursprünglichen Schmerz, an dem er bisher vorbeigegangen ist. So führt er ihn zur Konfrontation mit seiner Gefährdung, um seine Einsicht zu stärken. Ohne solche Einsicht ist eine Kooperation während eines therapeutischen Prozesses nicht denkbar. Das ist nicht nur eine existentielle Frage für den Therapeuten selbst, es hängt für den Patienten vielleicht sein ganzes Leben daran und das Schicksal seiner Familie. Eine hohe Verantwortung also, die der Therapeut da bekommt. Er muss die Wunde aufreißen, anders geht es nicht. Er muss der Weisheit des Polaritätsgesetzes Raum schaffen.

Wenn der Therapeut von dieser Weisheit und dem Weg zum Licht weiß, wenn er selbst unterwegs ist und den Patienten mitnimmt, um auf der Talsohle des Schmerzes nach dem Pol des Lichts Ausschau zu halten, mit anderen Worten: Wenn er dem Patienten hilft, sich seinen Hass auf sich selbst und auf seine Mitmenschen bewusstzumachen und ihn in Achtung und Liebe umzuwandeln, wenn er ihn zur Aussöhnung bewegen kann - dann bekommt Psychotherapie einen großen Sinn. Dann wird sie zur Chance der Rückbindung (re-ligio) in die Schöpfungsgesetze, zur Wieder-Einbindung in das Ganze und damit zur Sinnfindung der eigenen Existenz. Dann erfüllt Psychotherapie zugleich die Aufgabe einer guten Seelsorge. Es kommt also auf den Therapeuten an. Er soll für seelisches Wohl sorgen. Schon die Bibel weiß, dass es gute und schlechte Hirten gibt, sogar Wölfe im Schafspelz, womöglich sogar Schafe im Wolfsmantel. Es ist heute in einer Zeit der Spaltungen und Verwirrungen nötiger denn je, die Echten von den Unechten zu unterscheiden.

EUGEN DREWERMANN IM GESPRÄCH
MIT MONIKA KERNEN

WEGE UND UMWEGE DER LIEBE

Von den Voraussetzungen glücklicher Beziehungen

»Wer seinen Lebenswandel gemäß der Sittenlehre begrenzt, kerkert seinen Singvogel in einen Käfig. Das schönste Lied der Freiheit dringt nicht durch Gitter und Stacheldraht.« Diese Sätze des libanesischen Dichters und Philosophen Khalil Gibran haben Sie, Eugen Drewermann, ihrem Buch vorangestellt, ihrem neuesten Buch mit dem Titel »Moraltheologie und Psychoanalyse«, und Sie bedauern in dem Vorwort zu Ihrem Buch zugleich, dass in der Kirche - ich nehme an, Sie meinen da besonders die katholische Kirche -, dass in der Kirche alles, was mit der Liebe zwischen Frau und Mann zu tun hat, den Händen der Dichter und Musikanten entglitten und in das schwere Blei der Gesetze geraten ist. Nun sind Sie, Herr Drewermann, selber ein Mann der Kirche, aber Sie sind auch Psychotherapeut, also möchte ich Sie fragen: Wann ist die Liebe auf einem guten Weg, und welche Bedingungen braucht sie, um auf einem guten Weg voranzukommen, und was kann ich tun, um da behilflich zu sein?

Es ist gewiss richtig, dass sowohl die Kirche als auch die Psychoanalyse, ja unser ganzer Kulturraum in der Gefahr steht, die Liebe erklären zu wollen, offenbar aus Angst vor ihrer immer wieder vermuteten anarchischen Kraft. Wenn man sie durchschauen könnte in ihren Gesetzen, könnte man sie beherrschen, so denkt man, und man wäre sie als Gefährdung los. Tatsächlich hat die Psychoanalyse wiederentdeckt, dass man das Träumen lernen kann und muss, um den Kräften der Liebe wieder nahe zu sein. Und sehe ich richtig, so wollte Jesus Christus im Neuen Testament nichts anderes tun, als dass er uns die Poesie der Liebe und des Umgangs miteinander wieder lehren wollte. Sehr im Verdacht habe ich uns, dass wir vor allem in der abendländischen Theologiegeschichte die Botschaft des Neuen Testaments immer mehr zu einer Ideologie der bürgerlichen Moral verkürzt haben.

Ich möchte noch einmal zu meiner Eingangsfrage zurückkommen: Was muss eigentlich gegeben sein, damit eine Liebe glückt?

Die erste unerlässliche Voraussetzung ist, denke ich, eine gewisse Selbständigkeit. Wir erwarten von der Liebe, dass man sich selber ein Stück weit kennt und die Chance bekommt, den anderen kennenzulernen. Und dies - zunächst sich selbst bis zu einem gewissen Grade gefunden zu haben - setzt voraus, dass man ein Stückchen Selbstvertrauen in die eigenen Fähigkeiten und Möglichkeiten zu setzen gelernt hat, dass man in etwa um die eigenen Motive weiß, um nicht ständig doppelbödig zu sein, dass man sich an den anderen nicht nur bindet aus der Unerfülltheit des eigenen Lebens oder aus der puren Überlebensangst; der andere darf nicht die bloße Krücke dafür sein, die eigene Selbstachtung zu stabilisieren, man muss sie selber haben und mitbringen. Andernfalls überzieht man den anderen mit Erwartungen und Ängsten, auf die er auf die Dauer nicht zu antworten vermag. Also dies, dass man mit zwei Beinen selber auf der Erde und im eigenen Leben steht, wird die erste und wichtigste Voraussetzung sein.

Negativ ist damit gegeben, dass man nicht allzu vielen neurotischen Mechanismen aufsitzt, nicht aus Angst zu sehr von sich selbst abgespalten ist und nicht in den anderen Dinge hineinprojiziert, die in ihm gar nicht vorkommen, sowohl positiv wie negativ. Die zweite Voraussetzung ist in gewissem Maß gegenläufig: Sie besteht darin, dass es Dinge gibt, die man bei sich selbst sehr vermisst, die man aber zum Leben dringend benötigen würde. Jeder von uns trägt ein ganzes Bündel von Entwicklungsmöglichkeiten in sich, die er nie hat ausleben dürfen. In ihm lebt vielleicht ein Musiker, ein Maler, ein Dichter - Dinge, die so nie in seiner Berufswelt vorkommen werden. Und nun findet er jemanden, in dem diese Anlagen womöglich reich entfaltet sind; den wird er lieben von ganzem Herzen, weil er verkörpert, was er selber leben könnte, aber nie in voller Breite hat leben dürfen. Wo das so ist – man trifft auf etwas Eigenes, das einem selber dennoch fremd geworden ist -, entsteht eine enorme Anziehungskraft, eine magnetische Faszination, und man liebt den anderen schon deswegen, weil er ergänzt, wessen man bedarf, um selber ganz zu werden. Das dritte, was ganz gewiss dazugehört, ist die Unvergänglichkeit des Traums am Anfang. Ich leide sehr darunter, sehen zu müssen, wie rasch wir uns selber zwingen, uns einzurichten, und ich werde den Verdacht nicht los, dass wir in Sachen der Liebe auf dem Niveau der Altsteinzeit umgehen, der Altsteinzeit, des Paläolithikums.

Wie meinen Sie das?

Sobald wir jemanden liebgewinnen, versuchen wir, ihn zu erobern wie eine Beute, ihn zu verteidigen gegen die Konkurrenten. Wir haben plötzlich einen festen Besitz und, verkoppelt mit der Sexualität, ganz fertige Ansprüche und sogar ein Ziel, nämlich viele Kinder in die Welt zu setzen - so hieß es früher, mindestens ein paar heißt es heute noch -, ein Haus zu bauen und Einkünfte zu regeln - und fertig sind wir. Das Ganze haben die meisten heute erreicht, kaum dass sie dreißig sind, und es ist alles erstorben, was man sich mit achtzehn, zwanzig, als man sich Liebesgedichte schrieb und romantisch war, noch zu schwören mochte. Ich denke, wir sollten uns den Traum der Jugend nicht zerstören lassen, dass der Umgang jeden Tag miteinander nicht zum Alltäglichen degeneriert, dass die Phantasie nicht erstirbt, die wechselseitige Entdeckung in dem, was schön ist am anderen, nicht einfach verflacht durch die Regelmäßigkeit und Routiniertheit, die technische Bedarfsfütterung tagaus, tagein.

Spätestens wenn die Partner fünfunddreißig oder vierzig sind, geraten die Ehen in sehr schwere Krisen, eben weil sie sich ständig viel zu früh einrichten mussten. Es geschieht dann - ähnlich wie im Märchen - dass man entdeckt, es gibt irgendwo eine dreizehnte Tür, durch die man nie getreten ist, hinter der aber Geister und Gespenster spuken, es gibt ganze Zonen des eigenen Lebens, die wie verschlossen waren. Mit einem Mal brechen sie auf und gefährden die Ehe als ein Arrangement, das auf der Grundlage eines viel zu frühen Konsenses geschlossen wurde.

Da sind wir also bei den Störungen der Liebe. Wenn man sich die Scheidungszahlen ansieht, kommt man wahrlich nicht umhin festzustellen, dass diese Störungen sehr häufig auftreten, ganz zu schweigen noch von der Dunkelziffer der Paare, die sich zwar nicht trennen, aber in ihrer Beziehung leiden, an ihrer Beziehung leiden.

Unsere Vorstellungen über das Zusammenleben sind weitgehend ideologisch vorgeformt von einer Zeit, in der das Durchschnittsalter der Bevölkerung noch ungefähr bei fünfzig Jahren lag. Und wenn wir einander ewige Treue schwören, ist der Zeitraum, aus dem diese Formel stammt, wesentlich kürzer bemessen, als wenn man bis zum achtzigsten Lebensjahr unter Umständen aneinander gebunden bleiben soll. Wenn es sich nicht sehr gut zusammenfügt, kann die Notwendigkeit, sechzig Jahre miteinander aushalten zu müssen, zum Alptraum geraten. Das ist tatsächlich die eine Möglichkeit, vor der sehr viele stehen. Die Scheidungsraten sind allein schon durch die Veränderung auf dem rein biologischen Gebiet im Lauf der letzten hundert Jahre angestiegen. Das andere kann aber auch sein, dass wir, je älter wir werden, desto mehr gemeinsam die Liebe entdecken als einen Ort, der uns lehrt, hier inmitten der Zeit zu träumen von der Ewigkeit. Ich glaube, dass es sehr schön sein kann, sich vorzustellen: Der andere ist wie ein Fenster in die Ewigkeit und die Liebe wie ein Erfahrungsraum einer Lebensweise, die ewig Gültigkeit und Bestand hat. So kann man spüren, dass alle Fasern einen dahin bringen, in der Gegenwart des andern so glücklich zu sein, dass man sich denkt: so muss es ewig dauern, und umgekehrt den Wert des anderen so unendlich tief begreift, dass man sich nicht mehr vorstellen kann, das Leben des anderen werde ausgelöscht im Tod.

Die Grundbedingung aber ist: Man müsste lernen, miteinander zu sprechen, man müsste sich viel mehr austauschen. Ich glaube, dass die Kultur des Redens - auch eine Wiederentdeckung der Psychoanalyse -, sich mitzuteilen in Gefühlen, auszusprechen, was an Motiven lebendig wird, die Kunst, miteinander so zu reden, dass die eigenen Gefühle wichtiger werden als die Planungen, die eigenen Motive höherrangig sind als das, was man miteinander tun muss, der Austausch dessen, was in einem vor sich geht - dass das eine wesentlichere und gemeinsamere Plattform des Zusammenlebens bildet als die gemeinsamen Zwecksetzungen. Dies, denke ich, müssten wir wieder lernen.

Jetzt haben Sie die überraschende These aufgestellt, Herr Drewermann, dass ich unter Umständen auch meinen Partner überfordern kann mit Erwartungen, die er einfach nicht erfüllen kann, dass ich also sozusagen von ihm erwarte, was nicht menschenmöglich ist. Und Sie sagen, dass es hier darauf ankomme, solche Erwartungen abzulösen vom Partner, vom menschlichen Partner, und sie - zu projizieren auf Gott. Das erscheint mir eine ziemlich heikle These. Wie begründen Sie sie?

Ich denke, wir geben uns selten genügend Rechenschaft darüber, dass die meisten von uns viel zu früh erwachsen sein mussten und dass man ihnen viel zu wenig erlaubt hat, Kinder zu sein. Die Folge ist, dass wir die eigene Kindheit mitschleppen, oft bis ins hohe Alter hinein ...

... weil wir sie nicht richtig ausleben durften ...

... eben ... und dass wir erwarten, die unerfüllten Sehnsüchte und Wünsche nach Geborgenheit, nach Zärtlichkeit, nach der Beruhigung der Lebensangst im Hintergrund vor allem dann vom anderen ein Stück weit erfüllt zu bekommen. Dadurch zwingen wir den anderen, die eigene Frau, den eigenen Mann, in die Rolle hinein, die Vater und Mutter früher dem Kind gegenüber hätten spielen sollen, aber immer wieder zu spielen verabsäumt haben - aus eigener Not oder aus eigenem Unvermögen.

Oder vielleicht auch so gut gespielt haben, dass man nicht darauf verzichten möchte, das nun zu reproduzieren?

Das läuft auf dasselbe hinaus. Die Überverwöhnung hat dasselbe Ergebnis wie eine übergroße Versagung: Sie ruiniert das Selbstvertrauen und schafft einen Raum von Angst und Schuldgefühlen. Das Ergebnis ist dasselbe: Verwöhnung genauso wie Härte haben am Ende dieselben neurotisierenden Wirkungen. Zuviel Angst aber bindet immer wieder rückwärts und schafft später Erwachsene, die die eigene Kindheit niemals abgestreift haben; sie erwarten dann vom anderen, dass er die Güte, das Verständnis, die Geduld, die Zuwendung, den Mut zum Leben verkörpert, die Vater und Mutter dem Kind mit auf den Lebensweg hätten geben sollen, und das überfordert jeden erwachsenen Partner.

Er hat sich ja jetzt nicht nur, wie eine Mutter mit dem Kind, mit einem Heranwachsenden auseinanderzusetzen, er muss auch die ganze Angst von damals mit abtragen, er hat es unendlich viel schwerer als eine Mutter, die ein Kind erzieht. Er muss sich ständig mit den Verformungen in der Wahrnehmung der Wirklichkeit auseinandersetzen, mit den dauernden Unterstellungen, mit den ungerechten Anschuldigungen, mit den Verzerrungen des Positiven ins Negative; das alles überfordert in der Tat die meisten. Wenn Sie aber fragen, was letztendlich die Lösung des Problems ist, so glaube ich, dass die Tiefenpsychologie der Jungschen Schule nicht unrecht hat, wenn sie sagt: Wir lernen ja das, was Vater und Mutter sind, nicht nur durch frühkindliche Erfahrungen.

Wir kommen auf die Welt mit einem Hunderttausende von Jahren alten Wissen um das, was Vater und Mutter einem sind, sein können, und wir erwarten letztlich eine Geborgenheit, vor allem auch als denkende Menschen, die bei niemandem völlig in Erfüllung gehen kann. Es ist ein absoluter Anspruch, den wir an das Leben stellen und für den Vater und Mutter in der individuellen Biographie nur die ersten Vertreter, die ersten Projektionsgestalten darstellen können, später eine Zeitlang vielleicht der eigene Ehemann oder die eigene Ehefrau, aber letztlich kommt es darauf an, den anderen und sich selber auch Mensch sein zu lassen und das Vertrauen nach absoluter Geborgenheit zu delegieren in den Raum des absoluten Jenseits der Menschenwelt. Ich denke, das ist auch das Geheimnis der tradierten und, wie mir scheint, wichtigen kirchlichen Lehre, dass man zur Liebe und zur Ehe wirklich fähig würde nur im Glauben. Ich interpretiere das so, dass man es nicht sein kann im Umkreis der Angst, wo man Gott dämonisiert und Menschen vergöttlicht mystifiziert. Die Kunst ist, dass man am Ende den andern absolut liebt, gerade weil man ihm erlaubt, relativ zu sein, nur ein Mensch zu sein.

Es geht uns Menschen ähnlich, wie es in der Tierpsychologie von manchen Zugvogelarten als gesichert angenommen wird: Sie kommen mit einem fertigen Programm auf die Welt, sich an bestimmten Sternbildern zu orientieren. Sie haben die Sternbilder niemals zuvor gesehen, aber sie vermögen danach den Weg nach Süden zu finden, die Länge des geographischen Ortes zu bestimmen, die Breitengrade einzuteilen, und sie finden entlang dieser vorgegebenen Bilder ihren Weg zur Heimat.

Ich denke, ganz ähnlich ist es mit den Bildern von Vater und Mutter. Sie haben mit dem, was Gott an sich ist, so wenig zu tun wie die Bezeichnung »Großer Bär« mit einem bestimmten Sternbild am Himmel; es ist eine menschliche Art, Gott so zu sehen. Die Bilder, die wir auf diese Weise mitbekommen haben, sind unerlässliche Orientierungspunkte, Wegmarkierungen auf dem Pfad zum Unendlichen, und lernen müssten wir, das Vertrauen, das wir Vater und Mutter gegenüber haben, von Menschen abzulösen und im Absoluten festzumachen. Das halte ich für den Sinn dessen, was Jesus wollte, als er sagte: »Keiner soll sich Vater nennen lassen, Mutter nennen lassen, sondern ein einziger sei euer Vater.« So schließt sich für mich der Kreis zwischen der Eigenständigkeit im Vertrauen auf Gott und der Brüderlichkeit im Umgang miteinander, dem Ende der Angst.

Ich stelle mir gerade vor, dass man eine Beziehung ja auch entlasten könnte, den Partner entlasten könnte, indem man diese Erwartungen nicht auf ihn richtet, ganz gleich, wohin man sie sonst richtet. Für die Beziehung hätte das doch unter Umständen den gleichen Effekt. Wenn ich mich mit der Endlichkeit des Daseins abfinde, wenn ich mich damit abfinde, dass es hier auf dieser Erde keine absolute Sicherheit gibt, und in aller Demut das Leben so nehme, wie es ist - gesetzt den Fall, mir gelingt das, dann hätte ich für die Beziehung doch den gleichen Effekt, wie wenn ich an Gott glaube und mich dadurch entlastet, geborgen fühle. Ist das richtig so? Wenn es aber richtig ist, dann finde ich Ihre These problematisch, weil sie doch klingt, als ob - ich formuliere zugespitzt - ohne Gottvertrauen keine geglückte Beziehung möglich wäre.

Ich plädiere, mit Ihnen, sehr dafür, das Relative als relativ zu nehmen und in der Endlichkeit ein gewisses Maß an Zufriedenheit zu lernen. Das Paradoxe aber ist, dass wir diese einfachen Dinge, natürlich mit uns selbst inmitten einer begrenzten Natur zu leben, nicht vermögen ohne das Vertrauen in einen absoluten und unendlichen Hintergrund unserer Existenz, es sei denn, wir wollten uns selber und das Maß an unendlicher Sehnsucht, dessen wir fähig sind, verkrüppeln, wir wollten die Fähigkeit des Geistes, die in uns lebt, über alles Maß hinauszudenken, wir wollten die Leidenschaft und den Geschmack am Unendlichen in uns einfach unterdrücken. Ich glaube, dabei würde die Liebe zynisch, sie würde so viel - um zum Anfang zurückzukehren - an Poesie, an Traum verlieren; man wäre am Ende nicht mehr enttäuschungsfähig. Man hätte sich wirklich eingerichtet, aber es wären Wände, die sich endgültig schließen würden.

Das ist natürlich eine Glaubensaussage; es ist doch wohl keine Aussage des Psychoanalytikers?

Es ist vor allem die Aussage des Existenzphilosophen. Die Angst, die nur wir allein als Menschen haben, ist gebunden an unseren Geist, an das Vermögen, über die Welt hinaus zu denken und zu erfahren und zu sehen: Jeder Nagel, den wir in die Wand hauen, lebt länger als wir selber. Nur betrachtet als etwas, was aus dem Gang der Natur hervorgebracht ist, erstirbt die Liebe an der Feststellung der Sterblichkeit, der Staubgeborenheit der Existenz; und wir brächen unserem Geist die

Flügel, wenn es dabei bliebe. Ich denke: Wieder haben die alten Ägypter recht, wenn sie sagten, man muss, wenn ein Mensch stirbt, es gerade kraft der Liebe so sehen, dass nicht sein Körper zerfällt, selbst wenn wir den als Mumie retten können. Wichtiger ist, dass wir begreifen: In dem anderen lebt die Gestalt der Seele wie eine Taube, die sich im Moment des Sterbens zum Himmel erhebt und zurück will zu den Sternen.

Das ist eine Sichtweise, die hier im Leben Gültigkeit hat; erst dann, glaube ich, denkt man groß genug vom Menschen, wenn man begreift, dass seine Stirn an die Sterne rührt, dass er in den Nächten von seiner Heimat träumen kann, und das muss er, um auf der Erde ein Stück glücklich zu werden, andernfalls wird er den Staub überfordern und an seinen Enttäuschungen zynisch werden, oder er muss sich selbst die Flügel brechen, er hört auf, ein Mensch zu sein. Er tut das, was Dostojewskij beschrieb, als er meinte und als Vision beschwor: Man kann ein Glückseligkeitszuchthaus einrichten, in dem das Geheimnis des Menschenlebens auf zwei Druckseiten Platz findet - ein durchrationalisierter Mensch ohne Geheimnis, ohne Poesie, ohne Leidenschaft. Dann hat man den Menschen endlich, er ist kein Mensch mehr.

Es ist eine grauenvolle Alternative, die Sie da aufzeigen. Ich frage mich, ob man es so sehen kann: Gottvertrauen, gläubig sein oder ein Mensch sein, der sich auf zwei Seiten im Computerbild reduzieren lässt? Gibt es denn nicht auch die Möglichkeit, menschlich zu sein, ohne religiös zu sein?

Die entscheidende Frage in unserem Jahrhundert und für die weitere Zukunft ist, was wir wirklich wollen. Religionsgeschichtlich hat sich gezeigt, dass die Entdeckung von Personalität, mithin auch die Fähigkeit von Liebe, die wir pflegen, gebunden war an die Vorstellung einer absoluten Person im Gegenüber, im Dialog der menschlichen Existenz, und in dieser Wechselbeziehung ist die Freiheit, die Personalität, die Individualität zu denken möglich geworden. Ohne diese Sicherung im Absoluten überfordert man den Einzelnen. Ich denke, wir brauchen, um Personen zu bleiben, das Gegenüber einer absoluten Person und den ständigen Dialog mit ihr.

Ich denke, dass Erwartungen, mit denen ich meinen Partner überfordere, ja nun nicht nur absolute Erwartungen sein müssen, also Erwar-

tungen nach absoluter Geborgenheit, nach absolutem Halt, nach absoluter Sicherheit, sondern ich kann ihn ja auch mit ganz schlichten Erwartungen überfordern, die ganz legitim sind, denen er aber nicht entsprechen kann. Liegen aber nicht eigentlich in diesem Konfliktbereich Gründe für das Scheitern von Beziehungen noch viel eher als in dem anderen, den Sie eben erwähnt haben?

Das denke ich in der Tat. Ich denke, dass unsere Vorstellungen von der Einehe dazu geführt haben, in dem eigenen Ehemann oder der eigenen Ehefrau eine absolute Person zu sehen, die für alle möglichen Belange zuständig wäre und vollkommen kongruent den gesamten Bedarf des eigenen Lebens decken könnte.

Aber wieso »absolute Person« ?

In der Einehe sind wir gewöhnt, die gesamte Lebensenergie auf einen einzigen Menschen zu versammeln. Das kann etwas Wunderbares sein, kann aber auch leicht das Maß des Erträglichen übersteigen, wenn man erwartet, dieser eine müsse jetzt die Erfüllung aller Lebensinteressen, aller Wünschbarkeiten sein. Wir haben, glaube ich, in der Einehe zuviel Angst gezüchtet vor den breiten Möglichkeiten einer kultivierten Freundschaft.

Aus Angst vor der Sexualität haben wir viele ergänzende Beziehungsmöglichkeiten immer wieder als Gefahr kennengelernt, voller Angst abgewehrt und damit Chancen vertan, von denen die Einehe leben müsste und könnte. Ich sehe das in der Psychotherapie oft so, dass Leute sich tatsächlich selbst überfordern würden, wenn sie bestimmte Lebensansprüche aneinander aufrechterhielten.

Wie ist es denn mit den sogenannten Essentials für eine Beziehung? Ich kann mir eine Kompromissfähigkeit vorstellen in einem Bereich, der zur Disposition steht. Aber wie sieht's denn bei den Essentials aus?

Das Wesentliche ist für jeden wohl die Frage, was er am anderen so mag, dass es ihn zutiefst anspricht, also wo die Seele des einen die des anderen so sehr berührt, dass beide verschmelzen zu einem Wesen, einer Gemeinsamkeit des Fühlens und Handelns; da gibt es sicher Dinge, die nicht mehr austauschbar sind; wenn die gefährdet werden, droht der Ehe der Ruin. Aber ohne Frage wird man, je älter man miteinander wird und je besser man einander kennt, auch zu einer gerechteren Beurteilung dessen gelangen, was der andere geben kann und was nicht. In dem Maße, in dem man seine Vorzüge lieben lernt, bedeutet es dann, glaube ich, keine Gefahr mehr, an den Stellen seiner Nachteile auszuweichen in Beziehungen, die vieles sonst Unlebbare lebbar machen.

Jetzt drängt sich mir allerdings die Frage auf, ob Sie das auch für den sexuellen Bereich so sehen.

Es ist utopisch, darauf mit »Ja« und »Nein« zu antworten. Wenn ich sagen würde, ich sähe es auch für diesen Bereich so, würde das in weitesten Kreisen und zu Recht auf schweres Unverständnis stoßen.

Denkbar ist es - das ist in der Geschichte immer wieder vorgekommen -, unter den gegenwärtigen Voraussetzungen kann ich aber nicht Mut machen zu solchen Lösungen.

Wenn ich mir anschaue, wie viele christliche Ehen scheitern, wie viele Beziehungen unter Menschen scheitern, die von sich sicher in Anspruch nehmen würden, dass sie gläubig sind, dass sie Gottvertrauen haben, frage ich mich, ob denn das wirklich der Stein des Weisen ist, was Sie vorschlagen, eben: Gottvertrauen zu entwickeln, damit in der Rückwirkung die Beziehung unter Menschen, die Liebesbeziehung, besser funktioniert. Ist das wirklich eine Garantie, oder ist es nicht nur ein notwendiges Element unter anderen?

An und für sich ist es das zentrale und ganz und gar notwendige Element. Was mir freilich auch Kummer macht, ist die überhaupt nicht wegzudiskutierende Erfahrung, dass im Raum der Kirche und der gelebten Religion von Gott in einer Weise die Rede ist, die mehr Angst verbreitet als Vertrauen, und diesem Umstand lege ich zur Last, dass gerade aufgrund bestimmter Kirchentreue und bestimmter Anhänglichkeit an den meist sehr einseitig moralisch diktierten Verstand und Willen die Basis zu klein ist, auf der man sich selbst entfalten, zum anderen finden kann und der Freiheit und der Entfaltungsbreite in der Liebe und der Personalität fähig wird.

Das hat mit Gott nichts zu tun, aber das Problem ist, dass Gott in der gelebten Form von Religiosität so weit verleumdet wird, dass er ein Gott wird, der vieles gegen die Liebe hat, gegen die Freiheit im Grunde auch, und dass die Selbstentfaltung stets als Egoismus definiert und Glück zugunsten von Opfer, Pflicht und Leistung tabuisiert wird. Das hat mit Gott nichts zu tun. In dieser Hinsicht stehen wir ganz am Anfang. Christus wollte, dass all dies einmal aufhört, denke ich.

Aus: Eugen Drewermann, Wort des Heils, Wort der Heilung. Von der befreienden Kraft des Glaubens, Band 1, Patmos Verlag Düsseldorf, 1993*, S. 31-41. Mit freundlicher Genehmigung des Autors und des Patmos Verlags.

ANSELM GRÜN

SPIRITUALITÄT VON UNTEN

Aus dem 4. Jahrhundert wird erzählt, wie ein berühmter Theologe von weit her in die ägyptische Wüste kommt, um mit dem Altvater Poimen über das geistliche Leben zu sprechen. Der Theologe fängt an, über das Leben im Himmel und über die Ziele unseres spirituellen Strebens zu sprechen. Poimen sitzt schweigend dabei und sagt kein Wort dazu. Der Theologe wird ärgerlich, steht auf und geht weg. Ein Schüler macht Poimen heftige Vorwürfe, dass er diesen berühmten Theologen so ungastlich behandelt habe. Poimen antwortet: Dieser Theologe ist von oben, Poimen ist von unten. Wenn er von den Leidenschaften der Seele geredet hätte, dann hätte ich mitreden können. Der Schüler läuft dem Theologen nach und berichtet ihm, was Poimen gesagt hat. Er kehrt zurück, und sie unterhalten sich angeregt über die Leidenschaften der Seele. Jetzt reden sie ehrlich über sich, und gerade so berühren sie Gott, das Ziel ihres Suchens.

In diesem Väterspruch wird eine Spiritualität von unten propagiert. Die Mönche in der ägyptischen Wüste haben sich vor allem mit ihren Gedanken und Gefühlen, mit ihren Leidenschaften und Versuchungen befasst. Das war für sie die Voraussetzung, dass sie sich für Gott öffnen und mit ihm eins werden konnten. Der Theologe, der Poimen besucht, steht dagegen für eine Spiritualität von oben, die von hohen Idealen ausgeht. In der Geschichte des Christentums gab es beide Formen von Spiritualität nebeneinander. Doch wohl die meisten verbinden mit dem christlichen Weg eine Spiritualität, die von oben ansetzt.

Spiritualität von oben

In der Spiritualität von oben geht es darum, dass ich versuche, die Ideale zu erfüllen, die ich in der Bibel und in der Theologie entdecke. Häufig wurden diese Ideale als Tugenden bezeichnet. Da gibt es die vier Kardinaltugenden der Tapferkeit, Klugheit, Gerechtigkeit und des rechten Maßes, wie sie die griechische Philosophie lehrt. Dann gibt es die sogenannten göttlichen Tugenden von Glaube, Hoffnung und Liebe. Paulus zählt uns in seinen Briefen einige Male solche Tugendkataloge auf, die zu erfüllen einem Christen ansteht. Diese Spiritualität von oben hat durchaus ihren Sinn. Denn sie möchte den Menschen aus seiner Trägheit herauslocken und ihn herausfordern, sich anzustrengen, zu kämpfen und sich nach den Idealen auszustrecken, die zu einem guten und reifen Menschen passen. Wer sich auf diesen Weg einließ, der hat oft genug heroische Leistungen vollbracht, er hat sich ganz für andere aufgeopfert, andern selbstlos gedient und sich mit ganzer Kraft für das Reich Gottes eingesetzt.

Die Gefahr dieser Spiritualität ist jedoch, dass wir uns mit den Idealen, denen wir nachstreben, identifizieren und so blind werden für die eigene Wirklichkeit, die oft nicht so ideal ist, wie wir sie gerne hätten. Je mehr ich mich mit dem Ideal identifiziere, desto mehr muss ich meine schwachen und fehlerhaften Seiten verdrängen. Das aber führt zu einer Spaltung. Was verdrängt wird, gelangt in den Schatten und wirkt von dort her destruktiv weiter. Wer z. B. glaubt, er könne selbstlos lieben, verdrängt oft seine Aggression in den Schatten. Er merkt gar nicht, wie er in seiner selbstlosen Liebe Macht ausübt. Er vereinnahmt andere mit seiner Liebe. Er wird bei jedem Konflikt sagen: »Wir lieben uns doch, wir brauchen doch nicht zu streiten.« Damit aber geht er jedem Konflikt aus dem Weg, lässt sich nicht in Frage stellen und ruft in den anderen erst recht Aggressionen hervor. Eine selbstlose Liebe, die durch die Verdrängung der eigenen Aggression erkauft wurde, wirkt nicht heilend und befreiend, sondern vereinnahmend und destruktiv. Es ist gut, wenn einer danach strebt, immer mehr zu lieben. Aber er darf dabei seine eigene Wirklichkeit nicht überspringen. Und er muss den Gegenpol der Liebe, das Nein, die Aggression, wahrnehmen und in die Liebe integrieren. Dann wird er ein gutes Gleichgewicht zwischen den beiden Polen leben. Das ist gesund, während jede Einseitigkeit krank macht und nur durch das Verdrängen des Gegenpols erkauft wird.

Oft geht die Spiritualität von oben nicht von den Idealen aus, die uns die Bibel oder die Theologie vorstellt, sondern von den Idealen des eigenen Über-ichs. Unser Über-ich hat die Forderungen der Eltern verinnerlicht. Es gibt uns ständig die Befehle der Eltern weiter: »Sei anständig, zeige keine Schwächen, beherrsche dich, passe dich an, stell dich nicht so an, sei perfekt!« Wir beschuldigen uns dann selbst, wenn wir diese verinnerlichten Befehle nicht ausreichend befolgen. Wir zerfleischen uns mit Schuldgefühlen, wir meinen, wir seien schlechte Menschen und würden Gottes Willen nicht erfüllen. Wir merken aber gar nicht, dass es nicht Gott ist, der uns zum Perfektseinwollen antreibt, sondern unser eigenes Über-ich. Wir glauben, vor Gott schuldig zu werden. Doch in Wirklichkeit geraten wir nur unserem Über-ich gegenüber in Schuld. Gott will, dass wir das Leben haben und dass wir es in Fülle haben (Joh 10,10). Doch unser Über-ich, das uns zum Perfektsein zwingen möchte, verhindert dieses Leben. Es versklavt uns und macht uns krank, weil wir eben nicht so perfekt sind.

Als ich vor 29 Jahren als Mönch ins Kloster ging, folgte ich einer Spiritualität von oben. Ideale waren für mich ausschlaggebend. Ich wollte immer disziplinierter werden, mich immer mehr selbst beherrschen, sodass ich nur noch Gott und den Menschen dienen würde. Doch bald merkte ich, dass mich die Ideale innerlich zerrissen. Meine Wirklichkeit war anders als die Ideale. Ich hatte zwar einen starken Willen, der mich auf meinem Weg begleitete. Doch als ich während des Theologiestudiums mit meinen Gefühlen in Berührung kam, brach das ganze Gebäude meiner Askese zusammen. Ich fühlte mich verunsichert und sah mich nach Möglichkeiten um, aus dieser Krise herauszukommen. Dabei wurde mir die Zen-Meditation wichtig, die ich bei Graf Dürckheim lernte, und die Psychologie C. G. Jungs, die ich begierig las und mit der mich die Mitarbeiterinnen Graf Dürckheims in Rütte bei einigen Aufenthalten vertraut machten. Aus der Bewältigung meiner Krise heraus habe ich angefangen, für Jugendliche Kurse zu geben, mit ihnen Leibarbeit zu machen und sie behutsam zur ehrlichen Selbsterkenntnis zu führen. Dann kamen mehr und mehr Kurse für Erwachsene hinzu und schließlich die spirituelle Begleitung von Priestern und Ordensfrauen, die in eine Krise geraten sind und in unserem Recollectiohaus Hilfe suchen.

Spiritualität von unten

Mein eigener Weg und die Begleitung von Menschen, deren Weg in einer Sackgasse endete, haben mich von meiner Spiritualität von oben befreit und mich zu einer Spiritualität von unten geführt. Ich kann diese Spiritualität von unten nicht besser ausdrücken als mit dem Bild aus dem Märchen »Die Drei Sprachen«. Da schickt ein Vater seine drei Söhne aus, dass sie eine bestimmte Aufgabe erfüllten. Doch der jüngste Sohn tut nicht, was der Vater will, sondern lernt jedes Mal eine andere Sprache, die Sprache der bellenden Hunde, die Sprache der Frösche und die Sprache der Vögel. Auf seiner Wanderung kommt er in eine Burg und möchte dort übernachten. Doch der Burgherr kann ihm nur den Turm zur Verfügung stellen, in dem aber wilde bellende Hunde hausen, die schon viele zerrissen haben. Der junge Mann hat keine Angst. Er nimmt etwas zu essen mit und geht gut um mit den bellenden Hunden. Er spricht mit ihnen, und sie verraten ihm, dass sie deshalb so wild sind, weil sie einen Schatz hüten. Sie sagen ihm auch, wo der Schatz liegt und wie er ihn heben kann. Wilhelm Laiblin, ein Schüler C. G. Jungs, fasst die Botschaft dieses Märchens so zusammen: »Lerne zuerst einmal die Sprache der bellenden Hunde in dir verstehen und nähere dich ihnen als Freund und Bruder. Dann werden sie dir sagen, dass sie, die Verstoßenen, Verachteten und Gefürchteten, nur darum so unruhig sich gebärden, weil sie als deine treuesten und besten Freunde deine Aufmerksamkeit auf den verborgenen Schatz lenken wollen, der im Grunde deiner Seele auf dich wartet und den zu heben deine eigentliche Aufgabe ist.«

Statt bei den Idealen anzufangen, soll ich auf die Stimme Gottes in meinen Leidenschaften, in meinen Krankheiten, in meinen Gefühlen und Bedürfnissen hören. Dort, wo es in mir bellt, dort, wo meine tiefsten Probleme hegen, dort ist auch ein Schatz in mir. Die Leidenschaft, die Krankheit zeigt mir nicht nur die Stelle, wo der Schatz liegt, sondern auch den Weg dorthin. In der Spiritualität von oben möchte ich mit den bellenden Hunden nichts zu tun haben. Sie stören mich auf meinem Idealtrip. Meine Sexualität sperre ich dann in den Turm, damit sie mich nicht überfällt. Doch je mehr ich sie einsperre, desto wilder wird sie. Fortmann, ein holländischer Pastoralpsychologe, meint zu Recht, die Geschichte der christlichen Askese sei eine Geschichte sterbender Erotik und lauernder Begierden.

Wenn ich meine Sexualität in den Turm einsperre, wird sie ständig darauf lauern, doch auszubrechen und mich zu überfallen. Wenn ich dagegen die Sprache der bellenden Hunde lerne, wird mich gerade meine Sexualität zu meinem Schatz führen, zu einer neuen Lebendigkeit und zu einer tiefen spirituellen Sehnsucht. Statt gegen meine Angst oder meine Eifersucht anzukämpfen, spreche ich mit ihnen und frage sie, was sie mir sagen und auf welchen Schatz sie mich verweisen möchten. Vielleicht will mich meine Angst vor Einsamkeit oder vor dem Tod zu meinem wahren Grund führen, in dem ich von Gott gehalten bin. Im Grunde bin ich einsam, aber gerade in der Einsamkeit ahne ich, was es heißt, mit Gott und in Gott mit allem und allen eins zu sein. Ich werde sterben. Mein Leben ist Geschenk, mir zu Lehen gegeben. So will mich meine Angst vor dem Tod zu einem bewussten und behutsamen Leben anleiten.

Der Turm, in dem die wilden Hunde hausen, ist ein Bild für die menschliche Selbstwerdung. Die hl. Barbara wird mit dem Turm dargestellt. Der Turm ist rund, er reicht tief in die Erde hinab und ragt bis zum Himmel auf. Er ist ein Bild für die Ganzheit des Menschen, für die Verbindung von Himmel und Erde, Geist und Trieb, Gott und Mensch. Je mehr ich die bellenden Hunde in meinen Turm einsperre, desto mehr sperre ich mich selbst davon aus. Ich lebe dann nicht in meinem Haus, in meinem Turm. Ich bin nicht in mir und bei mir, sondern außerhalb, ausgesperrt vom Leben. Wer die Sexualität in seinen Turm einsperrt, dem fehlt die Lebendigkeit. Wer die Wut einsperrt, fühlt in sich keine Energie mehr, keine Lust mehr, etwas anzupacken. Wer die Eifersucht einsperrt, dessen Liebe wird kraftlos. Die einzige Möglichkeit, in unserem eigenen Turm zu wohnen, ganz und heil zu werden, ist, in den Turm einzutreten, wohlwollend auf die bellenden Hunde zuzugehen, mit ihnen gut umzugehen und mit ihnen darüber zu sprechen, auf welchen Schatz sie uns aufmerksam machen und welchen Weg sie uns zu diesem Schatz führen möchten.

Zwei Beispiele sollen diesen Dialog mit den bellenden Hunden veranschaulichen. Im ersten Beispiel ist es eine Krankheit, die bellt und auf den Schatz ungelebter Möglichkeiten hinweist. Eine Schwester hatte immer wieder starken Husten. Eines Tages sagte ihr der Arzt, er könne da nichts mehr machen, der Husten sei psychogen. So kam sie zu mir, und wir überlegten, was ihr der Husten denn sagen wolle. Husten ist oft ein Zeichen von Aggression. Der Volksmund sagt nicht umsonst: »Ich huste dir etwas.« Die Schwester hatte im Kreis ihrer Geschwister das Gefühl, dass die anderen im Mittelpunkt standen und alles bestimmten. Die anderen redeten und handelten, und sie hatte gar keine Chance, selbst zu leben. So lebte sie gleichsam unter der Decke, unter »ferner liefen«. Die gleiche Erfahrung machte sie in ihrer Schwesterngemeinschaft. Ich sagte zu ihr, es sei gar nicht so wichtig, ob der Husten weggehe oder nicht. Vielleicht brauchte sie ihn noch lange als Erinnerungszeichen, das ihr sagte: »Ich will auch leben, ich will nicht mehr unter der Decke leben.« Die Schwester folgte dem Impuls des Hustens. Sie traute sich zu leben, sie griff in die Diskussionen ein, sie packte selbst etwas an, entschied für sich selbst, ohne darauf zu warten, was die anderen meinten. Zunächst wurde der Husten nur noch schlimmer, doch nach 6 Wochen war er vorbei. Sie war gerade durch den Husten in Berührung gekommen mit ihrem Schatz, mit dem Schatz der Freiheit und Echtheit, mit dem Schatz von Lebendigkeit und Lust am Leben. Wenn ihr Körper im Husten nicht gebellt hätte, wäre sie wohl immer unter der Decke geblieben und hätte am Leben vorbeigelebt. So aber hat ihr der bellende Hund des Hustens den Weg zum Schatz in ihr gezeigt und ihr geholfen, ihn auszugraben. Als ich die Schwester neulich mal wieder traf, erzählte sie mir, dass der Husten normalerweise ganz weg sei. Nur wenn sie im Gespräch nicht das sagt, was sie fühlt und selber denkt, sondern sich nach den Erwartungen und Meinungen der anderen richtet, dann kommt der Husten wieder. Ich beglückwünschte sie und sagte: »Es ist wunderbar. Du hast immer einen Hund als treuen Begleiter bei dir. Er wird immer dann bellen, wenn du an dir vorbeilebst. Wenn du auf ihn hörst, wirst du authentisch und richtig leben.«

Das andere Beispiel bezieht sich auf das Gefühl der Wut und des Ärgers. Wenn wir den Ärger nur in den Turm einsperren, wird er die Wände unseres inneren Turmes aufkratzen, er wird als Geschwür den Magen anfressen und in uns rumoren. Es genügt auch nicht, nur von außen durch ein Fenster mit dem bellenden Hund der Wut zu sprechen. Wir müssen uns vielmehr in den Turm hineinwagen. Das ist natürlich ein Risiko. Wir können es nur im Vertrauen, dass uns die bellenden Hunde nicht zerreißen, wenn wir uns ihnen freundlich nahen. Wenn wir sie beherrschen wollen, werden sie uns bekämpfen. Wenn wir mit ihnen freundlich reden, werden sie uns das Geheimnis unseres Schatzes verraten. Ich habe einen Priester begleitet, der zehn Jahre lang Jugendseelsorger war. Auf einmal kam er mit seiner Wut darüber in Berührung, dass er zehn Jahre lang nur die Erwartungen anderer erfüllt, aber nicht selber gelebt hat. Und er spürte eine starke Wut, dass er schon vorher immer nur die Erwartungen seiner Mutter gelebt hat, anstatt selber zu leben. Er ging in den Wald, brüllte die Wut heraus und zerbrach einige verdorrte Äste, die herumlagen. Das tat ihm richtig gut. Auf einmal fühlte er eine neue Freude an seiner Arbeit als Seelsorger. Die Hunde seiner Wut führten ihn zum Schatz neuer Lebendigkeit, neuer Lust am Leben.

Beide Beispiele zeigen, wie ich mit meinen Krankheiten und Leidenschaften umgehen kann. Dort, wo ich krank bin, ist auch mein Schatz. Das ist eine neue Sicht der Krankheit. Viele meinen, sie müssten ihre Krankheit möglichst schnell wieder in Griff bekommen. Sie wollen die bellenden Hunde ruhigstellen, indem sie ihnen Medikamente verabreichen. Dann können sie zwar eine Zeitlang in ihrem Turm wohnen. Doch sobald die Hunde wieder aufwachen, müssen sie entweder vor sich selbst davonrennen oder aber die Hunde wieder ruhigstellen. Auf keinen Fall aber werden sie den Schatz finden, der auf dem Grund ihres Turmes verborgen liegt. Wenn ich dagegen den Dialog mit meiner Krankheit aufnehme, dann kann mir meine Krankheit sagen, dass sie sich deshalb so laut zu Wort meldet, weil ich den Schatz übersehen habe, der in mir liegt. Und sie wird mir verraten, dass der Schatz genau an der Stelle liegt, an der sich die Krankheit meldet. Wenn ich zum Beispiel ständig Rückenschmerzen habe, dann zeigen mir die Beschwerden an, dass ich Gefühle verdrängt habe. Manche schleppen in ihrem Rücken einen ganzen Rucksack eingeschnürter und eingefrorener Gefühle mit sich. Ein Priester, der immer wieder unter Rückenschmerzen litt, meinte, in seinem Rücken hätten sich all die ungeweinten Tränen zusammengezogen. Die Schmerzen in meinem Rücken weisen mich auf den Schatz meiner Gefühle hin, die ich verdrängt habe. Zugleich zeigen sie mir den Weg, wie ich mit diesen Gefühlen wieder in Berührung kommen kann. Ich kann mich auf den Rücken legen und mir vorstellen, wie der Atem beim Ausatmen in den Rücken geht und wie der Panzer langsam zerfließt und es wieder zu strömen anfängt.

Ich kann mir auch vorstellen, dass ich in der Hand Gottes liege, die mich in meinem Rücken berührt und das Harte und Felsige in mir auflöst und zum Strömen bringt. Dann fühle ich mich in meinem Rücken. Ich werde in meinem Rücken offen und wach und spüre, wie Gefühle darin fließen, Gefühle von Zärtlichkeit und Nähe, von Liebe und Intimität. Rückenschmerzen verlangen oft danach, dass mich jemand dort berührt, etwa in einer Entspannungsmassage. Bei vielen Menschen tauen die eingefrorenen Gefühle erst durch eine zärtliche Berührung auf. Auf einmal löst sich, was da im Rücken eingeschlossen war. Der bellende Hund der Rückenschmerzen hat nicht nur den Schatz der Gefühle angezeigt, sondern auch den Weg, wie wir diesen Schatz entdecken können.

Diesen Ansatz bei den bellenden Hunden hat Peter Schellenbaum in seinem Buch »Nimm deine Couch und geh!« zur Heilung mit Spontanritualen entwickelt. Schellenbaum geht ähnlich wie das Märchen davon aus, dass der Mensch dort, wo er krank ist, auch den Weg zur Heilung entdeckt: »Heilung nimmt ihren Anfang am Ort der stärksten Betroffenheit und tiefsten Verletzung.« Dort, wo ich krank bin, entwickeln sich manchmal wie von selbst Spontanrituale, die ein Wandlungsgeschehen in Gang setzen und mich mit dem Schatz in

Berührung bringen, der an der kranken Stelle verborgen liegt. »Die uneingeschränkte Aufmerksamkeit auf den Schmerz- oder Problempunkt lässt die Lebensenergie im kritischen Moment in eine passende neue Bahn fließen.« Wenn wir uns den bellenden Hunden zuwenden, gut mit ihnen umgehen, dann werden sie von selbst zu treuen Begleitern auf dem Weg zu unserem Schatz und zu eifrigen Helfern beim Ausgraben dieses Schatzes. Dabei sind es nicht immer Krankheiten, die bellen, sondern Wunden und Verletzungen aus der Kindheit, die immer wieder aufbrechen. Manche möchten diese Wunden einfach zukleben, damit sie nicht mehr weh tun. Es wäre aber besser, wenn wir auch unsere wunden und empfindlichen Stellen als bellende Hunde verstehen. Gerade dort, wo ich gebrochen bin, werde ich auch aufgebrochen für das Eigentliche. Dort, wo ich verwundet bin, bin ich auch lebendig, dort komme ich in Berührung mit meinem wahren Wesen, dort entdecke ich meine Sensibilität, meine Sehnsucht, meine Liebe.

Das Märchen von den drei Sprachen möchte uns im Bild der bellenden Hunde zu einer Spiritualität von unten einladen. Wir fangen nicht oben an, nicht bei der Bibel, nicht bei den Lehren der Kirche, nicht bei der Moral, sondern bei uns selbst, bei unseren Gefühlen und Bedürfnissen, Leidenschaften und Krankheiten. Gott spricht durch mich, durch meinen Leib, durch meine Gedanken und Gefühle, durch meine Träume. Er zeigt mir das Ziel meines Lebens nicht durch Ideale, denen ich nachstreben soll, sondern durch die bellenden Hunde, die mich auf den Schatz aufmerksam machen, der in mir liegt. Das Hören auf mich ist die Voraussetzung, dass ich wirklich auf Gott hören kann.

Spiritualität der Verwandlung

Die Spiritualität von unten, die in diesem Märchen ausgedrückt wird, wird in einer Spiritualität der Verwandlung erfüllt. Verwandlung ist ein typisch christlicher Begriff. Denn wir feiern in jeder Eucharistie die Verwandlung von Brot und Wein in den Leib und das Blut Christi. Dabei geht es nicht nur um Brot und Wein, sondern um die Schöpfung überhaupt, um unser Leben, das sich in den Bildern von Brot und Wein ausdrückt. Das Brot wird aus vielen gemahlenen Körnern gebacken. Im Brot halten wir unser Leben hin, das aus vielen Körnern besteht, die wir nicht zusammenbringen. So vieles steht in uns nebeneinander, ohne dass wir es verbinden können. Es braucht den Backofen der Liebe, damit daraus Brot wird. Und es braucht den Geist Gottes, der sein Wort der Verwandlung darüber spricht, damit aus unserem Alltag Leib Christi wird. Der Wein, der das Herz des Menschen erfreut, steht für die Sehnsucht nach Freude, nach Ekstase, nach Transzendenz, nach Verschmelzung, nach Hingabe. Wir halten unsere Sehnsucht Gott hin, damit er sie in Blut Christi verwandle, das für diese Welt vergossen wird. In der Eucharistie verdichtet sich, was wir Tag für Tag in unserem Leben feiern: die Verwandlung in das Bild Jesu Christi.

Auch die Spiritualität der Verwandlung setzt unten an. Sie beobachtet, was in uns ist an Gedanken, Gefühlen, Leidenschaften, Sehnsüchten, Nöten, Ängsten, Hindernissen. Sie will die Leidenschaften nicht in den Griff bekommen, nicht beherrschen, nicht verändern. Im Verändern liegt ja immer auch etwas Gewaltsames. Ich will es anders machen, weil es so, wie es ist, nicht gut ist. Ich will mich anders machen, weil ich nicht gut bin. Verändern geht oft von Idealen aus, nach denen es den Menschen verändern und verbessern möchte. Aber oft genug entsprechen diese Veränderungen nicht dem Wesen des Menschen. Der Mensch wird nach dem Ideal zurechtgebogen. Er wird auf das Prokrustesbett des Ideales gespannt und entsprechend langgezogen. Verwandlung ist sanfter. Da darf alles sein, da hat alles einen Sinn. Meine Krankheit hat einen Sinn, meine Wut, meine Angst, meine Eifersucht ist sinnvoll. Ich muss nur hineinfragen, für was sie steht, in was sie verwandelt werden möchte. Oft hindert mich meine Krankheit am Leben, oder meine Leidenschaft blockiert mich und hält mich gefangen. Aber sie ist das Material, das verwandelt werden möchte. Wenn ich an meinen Leidenschaften vorbei einen spirituellen Weg gehen möchte, wird er kraftlos werden. Viele Christen, die ihre Leidenschaften ausgeklammert haben, zeichnen sich durch Langweiligkeit aus. Von ihrer Liebe zu Gott und zu den Menschen strömt keine Kraft aus, da ist keine Leidenschaft drin. Wer leidenschaftlich etwas tut, der sucht in der Tiefe seines Herzens auch nach Gott. So sagt es eine chassidische Geschichte, in der sich einige Leute beim Rabbi über die Jugendlichen beschweren, die die ganze Nacht nur Karten spielen. Anstatt über die jungen Männer zu schimpfen, antwortet der Rabbi nur: »Das ist doch wunderbar, wenn sie mit solcher Leidenschaft Karten spielen können. Sie brauchen die Leidenschaft nur umzudrehen: Welche Gottesanbeter werden sie dann sein!« Die Leidenschaft darf nicht unterdrückt, sie muss verwandelt werden, dann wird sie unser ganzes Leben durchdringen und unserem geistlichen Weg Kraft und Energie geben.

Der hl. Paulus meint, das Ziel unseres Lebens sei die Verwandlung in das Bild Jesu Christi. Es ist die Verwandlung in das wahre und eigentliche Selbst. Hinter meiner Wut steckt oft das Selbstbild eines ängstlichen kleinen Jungen. Doch meldet sich in der Wut eine starke Kraft. Wenn ich mich in die Wut hineinspüre, wenn ich in Beziehung komme, mit ihr spreche oder sie in einem festen Rahmen ausagiere, dann kann sich die Wut wandeln in Kraft, in Klarheit, in Lust am Leben.

Ich entdecke in mir mein wahres Selbst, das Selbst einer in sich ruhenden Person. Meine Wut kann mich oft daran hindern, das auszudrücken, was ich eigentlich möchte. Doch ist sie oft lebensnotwendig. Sie hindert mich daran, mich einfach nur anzupassen und nach der Masse zu richten. Sie ist die Rebellion gegen ein uneigentliches Leben, gegen falsche Anpassung. Die Wut wird so lange in mir rumoren, bis sie in Lebendigkeit und Lust am Leben verwandelt ist. Viele Menschen haben ihre Wut somatisiert. Die Wut hat sich im Leib festgesetzt und erzeugt in ihm eine diffuse Unzufriedenheit und Antriebslosigkeit. Sobald sich ein Mensch mit seiner Wut auseinandersetzt und sich in sie hineinfühlt, kann die innere Energie in ihm wieder zu fließen beginnen.

Verwandlung meint aber, dass ich nicht alles selber machen muss. Es kommt nicht nur auf meinen Dialog mit den bellenden Hunden an, der eigentlich Verwandelnde ist vielmehr Gott. Das zeigen uns die Gleichnisse Jesu, etwa das Gleichnis vom Senfkorn, das zu einem großen Baum wird, um den herum sich Leben entfalten kann. Wir können uns nicht selbst zum Baum machen, das kann nur Gott. Und er tut es, ohne dass wir etwas davon merken. Das Senfkorn ist klein, unscheinbar, es ist im Boden versteckt. Doch auf einmal bricht es den Boden entzwei und wächst zum Baum heran, bis die Vögel des Himmels kommen und sich in seinen Zweigen einnisten. Über Nacht kann Gott das Kleine und Unscheinbare in uns verwandeln, so dass wir auf einmal für andere zum Baum werden, an den sie sich anlehnen können, in dessen Nähe sie sich geborgen fühlen. Gott, das ist die frohe Botschaft einer Spiritualität der Verwandlung, wirkt in uns, und er will alles in uns verwandeln. Wir brauchen nicht alles selbst zu machen. Wir müssen uns selbst nicht in den Griff bekommen, es genügt, wenn wir alles, was in uns ist, Gott hinhalten, damit er es verwandelt, damit er durch alle Leidenschaften und Bedürfnisse hindurch das Bild in uns zur Blüte bringt, das unserem Wesen entspricht.

Während ich in theologischen Büchern sehr wenig über das Thema Verwandlung gefunden habe, stieß ich in den Schriften C. G. Jungs ständig auf dieses Thema. Jung versteht den Weg menschlicher Selbstwerdung als ständigen Wandlungsweg. Es geht darum, dass die Triebenergie in eine andere Form verwandelt wird. Bei der Verwandlung wirken die Symbole als Umformer, die die Libido in eine geistige Energie verwandeln. Der Mensch bleibt nur lebendig, wenn er zur ständigen Verwandlung bereit ist. Das Leben wird schal und krank, wenn es sich nicht wandelt. »Gültig ist eine Wahrheit auf die große Dauer nur dann, wenn sie sich wandelt und wiederum Zeugnis ablegt in neuen Bildern, in neuen Zungen, als ein neuer Wein, der in neue Schläuche gefasst wird.« Im Laufe seines Lebens durchlebt jeder immer wieder Krisen. Die Krise zwingt mich, das Unbewusste ans Bewusste anzuschließen. Verwandlung geschieht nur, wenn ich das Unbewusste integriere. Ein erfolgreiches Leben, so meint C. G. Jung, gefährdet die Wandlung, weil es uns dazu verführt, am Alten festzuhalten. Alles kann zum Auslöser von Verwandlung werden, das Lesen, der Ritus, Begegnung mit einem Menschen, Träume. Das Ziel der Verwandlung ist, die beiden Pole in uns zu verbinden: das Sterbliche und das Unsterbliche, das Menschliche und das Göttliche: »Der Mensch ist das Dioskurenpaar, in welchem der eine sterblich ist und der andere unsterblich; die immer beisammen sind und sich doch nie gänzlich zu Einem machen lassen. Die Wandlungsvorgänge wollen die beiden einander annähern.« Das Ziel aller Verwandlung ist »die Wandlung eines Sterblichen in ein Unsterbliches in mir«.

Viele Märchen schildern uns das Geheimnis der Verwandlung. Da werden sechs Brüder in Schwäne verwandelt und durch die Sternenhemden, die die Schwester in sechsjährigem Schweigen für sie näht, wieder zu Menschen. Da kann sich ein Prinz in einen Frosch und der Frosch in einen Prinzen verwandeln. Die Märchen zeigen uns, dass jeder Mensch einen Prozess der Wandlung durchläuft und dass auch unsere Beziehungen der Wandlung unterworfen sind. Das zeigen vor allem Märchen wie der Froschkönig oder die Froschprinzessin. Hier geschieht die Wandlung im Miteinander.

In der Bibel begegnen wir dem Geheimnis der Verwandlung auf Schritt und Tritt. In der Nähe Jesu werden Menschen verwandelt. Da wandelt sich der feige Petrus zu einem Felsen, auf dem andere sicher stehen können. Da wird aus dem fanatischen Saulus ein liebender Paulus. Da richten sich gebeugte und gekrümmte Menschen auf und entdecken ihre unantastbare Würde. Da werden Kranke gesund. Jesus beschreibt unseren Weg als Wandlungsweg. Im Gleichnis vom ungerechten Verwalter schildert er, wie der Egoismus und die Schlauheit des Verwalters sich in Leidenschaft für Gott, in Einsatz für das Leben wandeln können. Im Gleichnis von der Frau, die den Sauerteig in das Mehl mengt, zeigt er, wie der Sauerteig des göttlichen Geistes allmählich unser ganzes Leben durchdringt und verwandelt. Unser Alltag, der uns wie Mehl aus den Fingern gleitet, wird auf einmal zum kostbaren Brot. Er bekommt Form und wird zur Nahrung für andere. Paulus beschreibt unseren Weg als Metamorphose, als Verwandlung in das Bild Jesu Christi. Gott selbst wird uns in das Bild Christi verwandeln. Wenn wir Jesus Christus immer wieder meditieren, dann werden wir durch das Schauen in sein Bild verwandelt. Schauen, hören, feiern, einen Ritus begehen, all das kann uns in den verwandeln, den wir schauen, feiern und hören. Das Lesen in der Bibel kann mich verwandeln oder auch das Lesen eines guten Buches. Die Eucharistiefeier verwandelt, auch wenn ich es nicht nach jeder hl. Messe spüre. Eine klare Tagesordnung, die ich treu befolge, hat eine wandelnde Kraft. Das Gehen kann wandeln. Vom Wortstamm gehören Wandern und Wandeln eng zusammen. Indem ich wandere, wandle ich mich. Im Wandern spüre ich, dass ich nicht stehenbleiben kann, dass mein Weg ein ständiger Wandlungsweg ist. Begegnungen verwandeln.

Ich gehe anders aus einer Begegnung heraus, als ich hineingegangen bin. Vieles, was wir bewusst üben können, wandelt uns, wie Meditation, Wandern, Gespräche, Stille, Einsamkeit. Aber es gibt auch »natürliche Wandlungsvorgänge, die uns zustoßen, ob wir es wollen oder nicht, und ob wir es wissen oder nicht«. Manchmal treffen wir einen Menschen nach Jahren wieder und spüren, dass er sich verwandelt hat. Aber wir können oft nicht sagen, was ihn da verwandelt hat. Das gilt auch für die Therapie. Wir können nicht immer sagen, dass unsere Gespräche und Übungen den Menschen verwandeln. Aber irgendwann dürfen wir dankbar feststellen, dass Verwandlung geschieht. Wir können nur Bedingungen schaffen, die die Verwandlung unterstützen, aber wir können sie nicht selbst machen. Es ist letztlich immer ein Geschehen - concedente Deo, wie C. G. Jung es immer wieder sagt -, ein Geschenk Gottes, Gottes Handeln an uns. Wir können nur den Samen ins Erdreich legen oder den Sauerteig in das Mehl mischen. Die Verwandlung geschieht im Verborgenen. Gott selbst wandelt uns mehr und mehr in sein Bild. Für Paulus ist es Jesus Christus, »der unseren armseligen Leib verwandeln wird in die Gestalt seines verherrlichten Leibes« (Phil 3,21).

Schluss

Für mich selbst war das Entdecken der Spiritualität von unten und einer Spiritualität der Verwandlung befreiend. Ich habe gespürt, dass ich mich nicht länger überfordern muss, um endlich dem Ideal näher zu kommen, das ich mir vorgesetzt habe. Es geht vielmehr darum, dass ich auf mich höre, dass ich dort ansetze, wo ich stehe, und darauf vertraue, dass mich meine Leidenschaften und Bedürfnisse, meine Krankheiten und Wunden zu dem Schatz führen, der in mir liegt. Natürlich geht das auch nicht ohne Anstrengung. Aber es ist kein Kraftakt, der mich überfordert, sondern die Anstrengung, die dem Leben einfach innewohnt. Leben gelingt nur, wenn ich achtsam lebe. Da ich oft genug lieber einfach so dahinleben möchte, muss ich mich immer wieder darin einüben, achtsam zu sein, in Berührung zu bleiben mit meinem Leib, mit meinen Träumen, mit meinen Gefühlen, mit dem Unbewussten, das sich immer wieder regt. Die Spiritualität von unten überfordert mich nicht, aber sie ist spannend und lässt mich immer wieder neu entdecken, welchen Schatz Gott in mich und in jeden Menschen hineingelegt hat. Es lohnt sich, sich auf die Schatzsuche zu machen.

Anmerkungen

1 Wilhelm Laiblin, Symbolik der Wandlung im Märchen, in: W. Bittner, Die Wandlung des Menschen in Seelsorge und Psychotherapie, Göttingen 1956, 297
2 Peter Schellenbau, Nimm deine Couch und geh, München 1992, 49.
3 Ebd., 43.
4 Carl Gustav Jung, Gesammelte Werke, V. Band, Ölten 1973, 456.
5 Carl Gustav Jung, Gesammelte Werke, IX. Band, Ölten 1976, 145.
6 Ebd., 148.
7 Ebd., 144.

HILDEGUNDE WÖLLER

DIE ALLGEGENWART DER ENGEL

»Käme kein Engel mehr, so ginge die Welt unter«, sagt Claus Westermann. »Die Engel sind älter als alle Religionen, und sie kommen auch zu den Menschen, die von Religion nichts wissen wollen.« Von Engelbegegnungen und der wundersamen Kraft, die von ihnen ausgeht, wissen alle Kulturen der Erde in Vergangenheit und Gegenwart zu erzählen. Engel scheinen unabhängig von Glaube und Kult, von Dogma und Tradition zu wirken. Sie erscheinen an jedem nur denkbaren Ort, zu jeder Zeit und jedem Menschen, sei er jung oder alt, schwach oder stark, fromm oder nicht. Auch in der Gegenwart sind Begegnungen mit Engeln »das wohl bestgehütete Geheimnis unseres Jahrhunderts«, da sie öfter vorkommen, als die Öffentlichkeit erfährt. Ihr Wirken wird den meisten wohl kaum bewusst, weil nur wache, sensible Menschen sie auch erkennen. In der Gegenwart sind es vor allem kreative Menschen, Maler, Dichter und Musiker, die manchmal zu erkennen geben, dass sie ihre besten Inspirationen Engeln verdanken. Es gilt heute zwar als modern und aufgeklärt, von Engeln nichts zu erwarten, aber gerade diese rationale Haltung, diese Abwehr all dessen, was der Verstand nicht fassen kann, ist es auch, die auf ihrer Rückseite so viele körperliche und seelische Leiden zur Folge hat. Wer dagegen in ausweglosen Situationen darauf vertraut, dass ihm Kräfte, gute Einfalle und unerwartete Hilfe zuströmen können, ruft Engel geradezu herbei. Wenn man den Überlieferungen von Engelbegegnungen traut, sind die Boten aus der göttlichen Welt an die Bereitschaft, ihre Hilfe auch nur zu erwarten, nicht gebunden. Sie werden durch Mauern und Grenzen nicht behindert, wenn sie wirken wollen, nicht einmal die inneren Mauern und Riegel, die ein Mensch in seiner Angst um sich her geschlossen hat. Die Erinnerung an Engel, von denen die Bibel so oft erzählt, kann dazu dienen, sich ihr Wirken in der Gegenwart besser vorzustellen und erneut Vertrauen zu fassen zu ihrer Gegenwart.

Gabriel

Die wahre Heimat jedes Menschen ist das Reich der Freude, jene Engelwelt, in der zauberhafte Farben, leuchtende Schönheit und traumhafte Musik zuhause sind und Blumen in himmlischen Gärten blühen. Der bekannteste und schönste Bote aus dieser Welt ist der Engel Gabriel. Tausende Male ist die Szene gemalt worden, in der Gabriel gleich einem Tänzer zu Maria hereinweht, eine Erscheinung von segnender und erneuernder Energie. »Gott ist meine Kraft«, heißt Gabriel. Er bringt neu erwachendes Leben im Frühling, er bringt aufkeimende Freude nach langer Trauerzeit, er weckt Hoffnung in dumpfer Verzweiflung. Der persische Dichter Rumi nennt Gabriel eine »Erscheinung der übermenschlichen Schönheit«, eine »Gestalt, die aus der Erde aufblüht wie eine Rose«, ein »Bild, das sein Haupt erhebt aus dem geheimen Grund des Herzens«. Gabriel ist heiliger, schöpferischer Geist, Geist, der sich im Irdischen und Leiblichen verwirklicht und es nach dem ursprünglichen göttlichen Plan neu gestaltet. Wo Gabriels Musik der Freude und sein Tanz eindringen, da kehren frischer Atem und neu erwachende Liebe ein, da wird alles taufrisch wie am Schöpfungsmorgen, und das Lied der Freude am Dasein hebt wieder an.

Uriel

»Was fragst du nach meinem Namen? Er ist wunderbar«, sagt der Engel zu Manoah (Richter 13). Trotzdem gibt es Hunderte von Engelnamen, und viele von ihnen haben die Silbe »el«, die nichts anderes bedeutet als »Gott«. Uriel zum Beispiel bedeutet »Gott ist mein Licht«. In Licht gehüllt, das Licht erschaffend, alles für das Auge sichtbare Licht weit überstrahlend, das ist das am weitesten verbreitete Bild für göttliche Energie. Die Astrophysik lehrt heute, dass unser Universum in einer Urexplosion von Feuer und Licht entstanden ist. Sie sagt, dass unsere Erde und alles Leben aus Sternen geboren sind, aus jenen Elementen, die bei der Explosion riesiger Sonnen, die zur Supernova werden, ins All geschleudert werden.

Wir sind Kinder der Sterne. Das Licht, die Lichtgeschwindigkeit sind Grundkonstanten des gesamten Universums. Das Licht der Sonne ist Quelle und Energie allen Lebens auf der Erde. Was in der physikalischen Welt gilt, gilt im übertragenen Sinn auch in der seelisch-geistigen. Engel erscheinen von Licht umflossen. In vielen Beschreibungen wird von ihren Flügeln gesprochen, weil frühere Generationen glaubten, dass alle Vögel mit weißem Gefieder Boten aus der himmlischen Welt seien. Heute meinen andere, dass die Aura, die sie umweht, jene Ausstrahlung ihrer geistigen Energie, zu der Beschreibung von Flügeln geführt habe. Wenn ein Engel einem Menschen begegnet, erzählt dieser dann von einer Erleuchtung, einer Erkenntnis, die ihm aufgegangen sei wie die Sonne, oder von einem inneren Licht, das ihn nun begleitet und ihm den Weg weist. Gestalten in leuchtenden, weißen Gewändern erschienen nach dem Bericht der Evangelien den Frauen am Ostermorgen, als sie trauernd zum Grab gingen, auch innen verfinstert durch ihr Leid, und die Botschaft hörten, dass der Tod das Licht nicht besiegen konnte. Ein inneres Licht wurde da in ihnen geboren: der lebendige Christus, der sie auf einen neuen Lebensweg sandte.

Michael

In den vergangenen Jahrhunderten sind Engel in vielen Bildern so niedlich und auch kitschig dargestellt worden, dass sich schließlich niemand mehr vorstellen konnte, dass sie helfen könnten, wenn es hart auf hart kommt. Aber die Engel, wie die Bibel und auch andere Religionen sie schildern, sind alles andere als schwach, sie können erschreckend sein in ihrer strahlenden Macht und sind dem Bösen durchaus gewachsen, ja überlegen. Ein Name für diese Kraft ist Michael, der es sogar mit dem Satan aufnimmt. Der Erzengel Michael wird mit schimmernder Rüstung und einem Schwert dargestellt; er gilt als Anführer ganzer Heere von starken Engeln. Sein Name bedeutet »Wer ist wie Gott?« Das klingt wie ein Schlachtruf und ist es wohl auch. Dabei kämpft Michael nicht nach Menschenart, sondern mit dem Schwert des Geistes, das Lüge und Trug, Ideologien und Illusionen, Verblendung und Gewohnheit wie Nebel durchschneidet und Raum schafft für Klarheit und Entschiedenheit.

Seine schimmernde Rüstung ist Symbol für den Schutz gegen alles Böse und Destruktive, den der erwirbt, der Gottes heiliger Macht mehr vertraut als irdischen Verführern und Verderbern, und das nicht nur in der Außenwelt. Der Erzengel Michael ist jene Kraft, die innere Stärke und Festigkeit verleiht, wenn Feigheit und Schwäche, Haltlosigkeit und Abhängigkeit drohen, die einmal getroffene Entscheidung wieder zu unterhöhlen und den Willen zu lähmen. In solchen inneren Kämpfen ist Michael mit seiner starken, leuchtenden Gegenwart die Kraft, die aufrecht hält und den Willen stärkt, damit der Raum der Freiheit nicht wieder eingeengt wird. Im Mittelalter stellte man sich vor, dass um die Seele jedes Menschen ein Kampf im Gange sei zwischen einem Engel und einem Teufel. Der Engel kämpft darum, dem Menschen die Freiheit der Wahl zu lassen, weil Schwächen allzuoft das Einfallstor destruktiver Kräfte sind. Michael wird auch oft mit der Waage in der Hand dargestellt, als der Engel, der die Seelen wägt. Er ist ein herber Engel, der einem Bildhauer gleich aus dem Material des Menschen die Gestalt herausmeißelt, wie sie nach Gottes Ebenbild werden soll. Das geht nicht ohne Kämpfe und ohne Leiden ab, aber Michael steht dafür ein, dass der Kampf gewonnen werden kann. Sein Fest Ende September liegt nahe bei der Herbst-Tagundnachtgleiche. In der Jahreszeit, in der das Dunkel zunimmt, steht Michael als ein Wächter dafür ein, dass die starke, rettende Macht der Gnade auch im Dunkeln nicht vom Menschen weicht.

Raphael

»Gottes Engel brauchen keine Flügel«, meint Claus Westermann. Wenn die Boten aus der geistigen Welt in das irdische Feld von Raum und Zeit hineinwirken, können sie jede Gestalt annehmen. Sie können in einem Sonnenstrahl, in einer Wolke, in einem Blütenzweig oder einem rettenden Felsen gegenwärtig sein. Sie können in Gestalt eines Tieres erscheinen und ebenso in Gestalt eines Menschen. Ausschlaggebend für ihr Wirken ist nicht ihre Gestalt, sondern ihre Gegenwart, die Ereignisse in Gang setzt, auch wenn sie dem Menschen unsichtbar bleiben. Die bekannteste Geschichte der Bibel von einem unerkennbar wirkenden Engel ist das Buch Tobit, dessen Erzählweise an Märchen erinnert. Tobit, der wegen seiner Frömmigkeit politische Verfolgung litt, dessen Besitz konfisziert wurde und der außerdem auch noch erblindete, will sterben und nur noch seinem Sohn Tobias ein Erbe sichern. Darum sendet er ihn zu einem weit entfernten Geschäftsfreund, bei dem er noch ein Guthaben hat. Tobias soll die gefährliche Reise aber nicht allein unternehmen. Bald findet sich ein zuverlässiger Mann, der Tobias begleitet.

Asarja, wie er sich nennt, gibt Tobias so ungewöhnliche Ratschläge, dass die Reise anders verläuft als geplant. Er sorgt dafür, dass Tobias eine Braut findet, ein Mädchen, das niemand mehr haben wollte, weil schon sieben ihrer Freier in der Hochzeitsnacht gestorben waren. Mit Asarjas Rat gelingt es Tobias, den Bann von ihr zu nehmen; und Asarja schafft auch das Guthaben herbei, das Tobias bekommen sollte. Reich und glücklich, begleitet von seiner jungen Frau und deren Gefolge, geleitet Asarja Tobias sicher zu den wartenden Eltern und sorgt auch dafür, dass Tobit sein Augenlicht wiederbekommt. Als Vater und Sohn dem Fremden danken wollen, gibt er sich als Engel Raphael zu erkennen und kehrt in die himmlische Welt zurück. Raphael wird daher wie ein Wanderer dargestellt, mit Hut, Mantel und Wanderstab. Er trägt ein Gefäß bei sich, das Wasser des Lebens oder Heilsalbe enthält. Er gilt als der unerkannte Begleiter, in griechischer Sprache als Therapeut, der auf gefahrvollen Wegen Rat weiß und selbst aussichtslose Situationen so meistert, dass sie zu einem guten Ausgang führen. Viel öfter, als man zuzugeben bereit ist, wird einem ein Engel in Menschengestalt auf den Lebensweg gesandt, der an entscheidenden Wendepunkten durch seine Gegenwart und seinen Rat Beistand leistet.

Die Raphael-Erzählung erinnert an die Geschichte von den beiden Jüngern, die nach dem Tode Jesu von Jerusalem nach Emmaus wanderten. Unterwegs gesellte sich ein Fremder zu ihnen, hörte ihren Klagen zu und unterhielt sich mit ihnen über den Sinn dieses Sterbens. Als sie in Emmaus angekommen waren, baten sie den Fremden, mit ihnen zu Abend zu essen und bei ihnen zu übernachten. Als der Gast das Brot brach, erkannten sie, dass kein anderer als der lebendige Christus mit ihnen auf dem Weg gewesen war. »Vergesst die Gastfreundschaft nicht, denn auf diese Weise haben einige schon ohne ihr Wissen Engel beherbergt«, heißt es im Hebräerbrief. Die unerkannte Begleitung von Engeln bedeutet viel für das zwischenmenschliche Miteinander. Menschen können zu jeder Zeit und an jedem Ort füreinander zu Engeln werden, manchmal wohl sogar, ohne es selbst zu wissen. Einander zu begleiten, einander Therapeut zu sein, hat oft ungeahnte Wirkungen, und niemand ist zu schwach oder zu krank, um für einen anderen in einem womöglich entscheidenden Moment ein Engel zu ein.

Seraphim

Jede Gotteserfahrung ist im Grunde eine Engelbegegnung, denn niemand kann Gott sehen; der Mensch könnte das nicht ertragen. Durch seine Boten, die Engel, teilt sich Gott in einer Weise mit, die gerade noch auszuhalten ist. Dennoch können solche Erlebnisse erschütternd sein und den künftigen Lebensweg nachhaltig verändern. Die bekanntesten Geschichten der Bibel von solchen Begegnungen sind Berufungserlebnisse, zum Beispiel das von Abraham, zu dem »Gott sprach«, wie die Bibel erzählt. Ein mittelalterlicher Maler zeigte einen Engel, der vom Himmel herab spricht, und Abraham, der über seine Hände ein großes Tuch gebreitet hat, um keines dieser Worte zu verlieren. Jakob sah in seinem Traum zu Bethel Engel, die wie auf einer Leiter aus dem Himmel zu ihm herabstiegen und wieder aufstiegen. Der Traum übermittelte ihm die Botschaft, dass er gesegnet ist und auch auf der Flucht nicht allein bleiben werde. In einer Flamme, die den Dornbusch nicht verzehrte, begegnete Mose Gott und seiner Berufung, ein ganzes Volk in die Freiheit zu führen. Im Tempel von Jerusalem hatte der junge Jesaja die erschütternde Vision von einem ganzen Heer von Engeln, die ihm im Feuer erschienen und »Heilig, heilig, heilig!« riefen. Seraphim, »die Brennenden«, ist der Name von Engeln, deren Wort und Berührung das bisherige Leben gleichsam ausbrennt, um zugleich ein neues Feuer anzuzünden, das einer heiligen Gewissheit über die künftige Aufgabe. Ganz ähnlich erzählt die Pfingstgeschichte, wie ein Brausen das Haus erschütterte und sich »Zungen wie Feuerflammen« auf die Jünger legten. Mit solchen Bildern werden die sogenannten Grenzerfahrungen oder Gipfelerlebnisse umschrieben, die einem schlagartig das Leben in neuem Licht zeigen und für einen Moment auch den künftigen Weg.

Die Gegenwart ist skeptisch gegenüber solchen ekstatischen Erlebnissen an der Grenze zwischen dem Alltagsbewusstsein und dem Empfinden, darüber hinausgehoben zu sein. Aber ohne solche Momente des Hingerissenseins, der Inspiration durch glühende Freude und das, was Be-Geisterung meint, bliebe das menschliche Leben unterhalb seiner Möglichkeiten. Wo solche Erfahrungen in einer religiösen Kultur nicht mehr als heilige Möglichkeit begriffen werden, suchen Menschen dann Ersatz dafür in Abenteuern, Exzessen, in Drogen oder in der Sexualität. Die Ersatzbefriedigungen aber haben den sprichwörtlichen Kater zur Folge oder schwerere Suchtphänomene und Erkrankungen, weil der bloße Konsum nicht das bewirkt, was mit ihnen intendiert ist: die Wandlung des Lebensziels, das Einbringen aller verfügbaren Kräfte in eine gewiesene Aufgabe.

Denn eine brennende Erleuchtung solcher Art kann in das künftige Leben nur integriert werden, wenn ihr Impuls konkret umgesetzt wird. Am deutlichsten erkennbar wird das bei großen Künstlern, bei Musikern, Malern und Dichtern. Sie stellen ihr Leben in den Dienst der Umsetzung einer großen Vision und Inspiration, deren Feuer sie ergriffen hat. Hier, und nur hier hat das Wort vom »Tod des Ich« einen Sinn, wenn nämlich das bisherige Ich eingeschmolzen wird, weil etwas Größeres, etwas Heiliges und von überströmender Freude Erfüllendes an dessen Stelle tritt und alle Kräfte wie ein Magnet an sich zieht.

Cherubim

»... die umgestülpte Welt, das schwere Gewebe, mit Sternen und Tieren bestickt, durchwandelt ihr und betrachtet die wahren Nächte. Ihr rastet hier kurz. In der Morgenstunde vielleicht bei klarem Himmel, in der Melodie, die ein Vogel nachsingt, oder im Duft der Äpfel im Abenddämmer, wenn Licht die Gärten verzaubert ...« So lauten einige Zeilen aus einem Gedicht des polnischen Dichters Czeslaw Milosz über die Engel. Nur Dichter oder Musiker vermögen etwas wiederzugeben von dem leuchtenden Geheimnis des Alls, dessen Strahlen und machtvolles Kreisen schon die frühesten Menschen dazu gebracht hat, in den Sternbildern gewaltige himmlische Wesen zu vermuten, die so mächtig und überlegen sind, dass ihnen die Attribute der eindrucksvollsten Tiere der Erde zugeschrieben wurden: Schwingen wie Adler, eine Mähne und ein Leib wie ein Löwe, die Kraft eines jungen Stieres und zugleich doch auch das vom Geist beseelte Gesicht eines Menschen. Keruben nannte man in archaischer Zeit die phantastischen Abbilder dieser kosmischen Mächte. Cherubim lautet ihr Name in der Bibel, ein Name, der nicht übersetzbar ist. Er deutet nur auf das überwältigende Wunder des Alls, des Lebens auf der Erde und des Wandels der Zeiten hin, wie es am Kreisen der Gestirne abzulesen ist. Nach der Offenbarung des Johannes singen die Cherubim Tag und Nacht, von

Ewigkeit zu Ewigkeit: »Heilig, heilig, heilig ist der allmächtige Gott, der war und der ist und der kommt.«

Zugleich hört Johannes, wie sie das Lied eines neuen Zeitalters anstimmen, das des Lammes, und dieses ihr neues Lied durch alle Dimensionen der Welt hallt und »jedes Geschöpf, das im Himmel und auf der Erde und unter der Erde und auf dem Meer ist, und alles, was in ihnen lebt« in den Gesang der Engelwesen einstimmt (Offenbarung 4).

Vor der Erhabenheit des Universums und seinem gewaltigen Gesang ehrfürchtig zu verstummen kann sehr heilsam sein. Es öffnet die Sinne für die Wahrnehmung, dass es noch mehr gibt in der Welt als das eigene Schicksal, die eigenen Probleme, die den Horizont so einengen können, dass sie zum Gefängnis werden. Zurzeit mehren sich die Stimmen derer, die meinen, dass die Einbeziehung der kosmischen Dimension in das Bewusstsein sowohl für den Einzelnen als auch für das Zusammenleben der Menschen heilend sein könnte. Es rückt die Verhältnisse zurecht, lässt das Große wieder groß und das Kleine klein werden. Es weckt das Bewusstsein dafür, wie flüchtig die Zeitspanne eines Menschenlebens ist, gemessen an den Jahrmillionen und Jahrmilliarden, die dahingegangen sind, bevor der Mensch auf der Erde erschienen ist. Die niederschmetternde Wucht dieses Eindrucks wird zugleich aufgehoben durch das Staunen darüber, dass dieser kleine Mensch zugleich sein Haupt erheben kann zum Himmel und einige Zipfel des »schweren Gewebes, mit Sternen und Tieren bestickt«, erkennen und bestaunen kann. Der Mensch vermag sogar, seine Eindrücke von dem vielfältigen Dasein um sich her nachahmend nachzubilden, nachzusingen, nachzusagen, nachzudenken.

Es ist, so meint der Physiker Brian Swimme, als habe das Universum auf den Menschen gewartet, ihn hervorgebracht, damit es im Menschen zum Bewusstsein seiner selbst kommen, in ihm seine gewaltige Schönheit spiegeln und feiern kann. Doch nicht nur um den Menschen her, auch in ihm selbst singen die Cherubim ihren Zaubergesang. Die wundersamen, dem Bewusstsein entzogenen komplexen Lebensvorgänge im eigenen Körper, das reibungslose Zusammenspiel von Zellen und Organen, von Blutkreislauf, Enzymen und Hormonen erhalten am Leben, ohne dass der Kopf etwas dazutun oder sie lenken könnte. Selbst im Schlaf gehen Millionen von Lebensprozessen, von elektrischen Impulsen, Stoffwechselvorgängen und sogar Verteidigungsmaßnahmen im Körper vor sich, geduldig und gleichmäßig uns wiegend wie eine Mutter ihr Kind. Träume durchziehen den Schlafenden, phantastisch, erschütternd, beseligend, ausgleichend – woher rührt ihre unerschöpfliche Kreativität? Noch nach Jahrtausenden des Nachsinnens ist der Mensch vor allem sich selbst ein Rätsel, einer Sphinx nicht unähnlich, die fasziniert, erschreckt und in ihrer überlegenen Weisheit immer neu in Staunen versetzt. - Dies alles könnte mit dem geheimnisvollen Namen »Cherubim« umschrieben sein, jenen Engeln der Schöpfung, die mit ihrer Sanftheit und Kraft allgegenwärtig sind.

Schutzengel

»Sehet zu, dass ihr keinen dieser Kleinen verachtet! Denn ich sage euch: Ihre Engel in den Himmeln schauen allezeit das Angesicht meines Vaters in den Himmeln« (Matthäus 18,10). Mit den »Kleinen« meint Jesus sicher die Kinder, aber nicht nur sie, er meint ebenso alle die einfachen Frauen und Männer, die er erlebt hatte wie Schafe, die keinen Hirten haben und die von den vorgeblichen Hirten, den religiösen Führern, von oben herab behandelt wurden. Jedes von diesen »Kleinen« ist doch angesehen von Gott, jedes, obwohl auf der Erde, zugleich gegenwärtig in der geistigen Welt. Jesus nimmt eine weit verbreitete Vorstellung auf und bestätigt sie: Der Mensch ist ein Doppelwesen, irdisch und »himmlisch« zugleich. Mit anderen Worten: er hat »seinen Schutzengel«. Der Schutzengel steht recht eigentlich für den vollständigen und vollendeten Menschen, von dem das, was er sein Ich nennt, nur ein schattenhaftes, vorläufiges Abbild ist. Selbst sonst ganz unreligiöse Menschen danken wohl einmal ihrem Schutzengel, wenn sie aus tödlicher Gefahr gerettet worden sind. Damit unterfordern sie aber ihren Engel, denn der will und vermag viel mehr, als Leib und Leben zu bewahren.

Er ist auch die Stimme Gottes, der innere Meister, der Schutzgeist und Führer, wenn es um die großen und kleinen Lebensentscheidungen geht, um die Wahl zwischen verschiedenen Wegen. Jedenfalls wartet er darauf, angerufen zu werden. Denn, so sagen diejenigen, die Erfahrung mit ihrem Schutzengel haben, er drängt sich nicht auf, er mischt sich in die Freiheit des Ich nicht ein, er springt allenfalls einmal bei, wenn das Ich unaufmerksam und leichtsinnig ist. Aber er trauert, wenn seine Weisheit und Hilfsbereitschaft nicht in Anspruch genommen werden. Dennoch ruht und schläft er nie.

Er ist es, der überraschende Einfälle eingibt, die Botschaften der Intuition, die klaren Träume, die warnen und raten. Er ist es, der Heiterkeit und Kraft dazugibt, wenn er gutheißt, was das Ich will. Der Schutzengel ist es aber auch, der dem Ich gelegentlich Widerstand leistet, ihm Warnungen und Konflikte in den Weg stellt, wenn es im Begriff ist, seine Berufung aus dem Auge zu verlieren, und sich in selbstzerstörerische Aktivitäten verstrickt.

Je nachdem kann der Schutzengel dem Ich als drohender Dämon in der Nacht erscheinen wie Jakob in der Furt des Jabbok, oder als Engel des Lichts, der segnet. Während das Ich oft blind durch sein Schicksal stolpert, nicht ahnend, was es tun soll, behält sein Schutzengel die Weitsicht und Klarheit, die Anfang und Ende kennt, Sinn und Ziel. Und er kennt tausend Weisen, dem oft genug widerspenstigen, eigensinnigen Ich seinen Rat zu übermitteln. Dies kann von außen her geschehen, durch ein Lied, durch ein Buch, durch einen Menschen, oder mehr von innen her: durch einen Traum, eine Phantasie oder auch einmal durch ein körperliches Leiden. In seltenen Momenten, wenn die Not am größten ist, mag er sich wohl auch einmal in seiner strahlenden Lichtgestalt zeigen oder, mehr spielerisch, dem Ich Momente des Glücks, der Liebe, des Einsseins schenken, ohne die keine Menschenseele leben könnte. Denn die Energie, die den Menschen am Leben hält und nährt, ist die Freude, sind die Augenblicke, in denen er sich selbst vergisst und einschwingt in den Tanz und Gesang des Lebendigen, des Geistes, aus dem alles strömt und aus dem er sich immer neu empfängt. Alle diese Gaben hält der Schutzengel ständig bereit, spendet sie auch indirekt. Aber die Freude wird erst vollkommen, wenn das Ich sich endlich dazu entschließt, seinem Engel das Tor weit zu öffnen und ihm die Leitung anzuvertrauen.

Allzuoft machen andere Menschen Mühe, die schwer zu verstehen, kaum zu ertragen sind, Menschen, denen gegenüber wir uns schuldig fühlen oder mit denen kein Gespräch mehr möglich ist, weil sie zu weit entfernt oder gar schon gestorben sind. Dann ist es gut, daran zu denken, dass auch sie »ihren« Schutzengel haben, einen Engel, für den Zeit und Raum keine Grenzen bedeuten. Der eigene Schutzengel kann mit dem des anderen sehr wohl Kontakt aufnehmen und ihm das übermitteln, ihn das fragen, was auf normalem Weg unmöglich geworden ist. Man nennt so etwas wohl auch beten. Im Gebet kann die Verbindung zum eigenen Schutzengel aufgenommen, im Gebet auch die Antwort empfangen werden, die Fragen und Zweifel beendet. Dabei geht es um das Stillwerden, das Lauschen und dann das Vertrauen auf die leisen Stimmen, die vom skeptischen Verstand so leicht übertönt werden. Mit etwas Übung geht das mit der Zeit leichter. Die Möglichkeiten, die der bewusste Kontakt mit dem eigenen Schutzengel eröffnet, sind schier unbegrenzt.

Denn was ist befreiender als das Vertrauen, dass er den Schutzengeln derer, die wir lieben und um die wir uns sorgen, unsere Segenswünsche übermitteln kann und ihnen den Schutz und die Führung, insbesondere der Kinder, anbefehlen wird! Oder was kann beglückender sein, als wenn der Schutzengel mit seiner größeren Weisheit und seinem weiteren Überblick die Einfälle übermittelt, die einem selbst nicht kommen wollen, wenn es um die Lösung einer Aufgabe oder eines Konflikts mit anderen geht. Der Schutzengel vermag alle Rollen zu übernehmen, die in der eigenen Biographie bisher gefehlt haben. Er kann die liebevoll-gütige Mutter, der starke und Kraft vermittelnde Vater sein. Er kann ein heiterer Spielgefährte oder die inspirierende Muse sein, er kann ein zuverlässiger Kumpel auf allen Wegen sein, der Arzt und Therapeut in Krankheitstagen, der kluge Ratgeber in Krisensituationen, ein Reservoir von Kräften in Erschöpfung, der inspirierende Geist, der zu Gott führt, und er ist nicht zuletzt der Todesengel, der am Ende des Erdenlebens als strahlend-liebevolle Lichtgestalt uns unverhüllt entgegenkommt.

Anmerkungen

1 Claus Westermann, Gottes Engel brauchen keine Flügel, Stuttgart 1978
2 Dr. med .H. C. Moolenburgh, Engel als Beschützer und Helfer des Menschen, Freiburg 1988'
3 Maulana Jalalu'ddin Rumi, Mathnawi, zitiert nach Peter Lambom Wilson, Engel, Stuttgart 1981
4 Claus Westermann, a. a. O.
5 »Von Engeln«. Von Czesław Miłosz. Aus dem Polnischen von Karl Dedecius
6 Brian Swimme, Das Universum ist ein grüner Drache, München 1991

GEORG SCHMID

MYSTIK-MENSCHSEIN IN REINER PRÄSENZ

Mystik ist Nicht-Mystik

Mystik verweigert sich jedem Mystikkonzept. Greife ins mystische Erleben. Suche zu erkennen und festzuhalten, was du erkennst. Gestalte aus dem Ergriffenen und Begriffenen dein Mystikkonzept. Und dein Erkennen hat sich dem Nichtigen verschrieben. Du hast nach Seifenblasen gegriffen und trägst nichts in deiner Hand.

Diese Unbegreifbarkeit der Mystik hat ihren Grund. Alles Ergreifen und Begreifen hascht nach Seifenblasen, wenn kein Ergriffenwerden das Erkennen leitet. Der Mystiker steht nicht vor einer Wahrheit, die er begreifen könnte. Er erlebt eine Wahrheit, die ihn ergreift. Nur als Ergriffener kann er sich äußern. Und seine Äußerung passt nie in ein Mystikkonzept.

Mystik lässt sich in keine Theorie einordnen und in kein Konzept einschließen. Sie ist Unmittelbarkeit zu Gott. Aber »Unmittelbarkeit« und »Gott« sind in der Mystik keine Konzepte, keine Vorstellungen, keine Programme. Mystik ist theistisch, atheistisch, nihilistisch, pantheistisch, christlich, buddhistisch, sufistisch, jüdisch und noch vieles andere mehr. Und sie ist all dies nicht und all dies gleichzeitig.

Präsenz

Unmittelbarkeit lässt sich weder organisieren noch erzwingen. Sie lässt sich nur vorbereiten. Die Wahrheit, die der Mystiker erlebt, ist kein sanftes Leuchten an einem fernen Horizont. Sie gleicht dem Blitz, der mich hier und heute trifft, oder dem Feuer, das mein Haus erfasst. Sie ist hier und jetzt. Sie ist Erleuchtung im eigenen Erleben und Reich Gottes mitten unter uns.

Der Mystiker findet in diese unendlich nahe Wahrheit, indem er sich übt, auch hier und jetzt zu sein. Gegenwärtigsein will geübt werden. Normalerweise sind wir immer gleichzeitig an den verschiedensten Orten. Wir leben im Moment und denken schon an den nächsten und übernächsten. Wir sind dauernd abwesend. Deshalb berührt uns die unendlich nahe Wahrheit nicht. Der angehende Mystiker übt sich in Präsenz. Er wählt dabei die Methode, die ihm hilft, ungeteilt ins Hier und Jetzt zu finden. Achtsamkeit übt der Theravadin, wache Präsenz der Jünger des Zen, Beten als Lebensstil übt der christliche Mystiker, Einswerden mit seiner Anrufung übt der Sufi. Der chassidische Mystiker findet in die ungeteilte Freude am Gesetz. Seine Freude ist auch die Liebe zum Augenblick. Wenn ich ungeteilt hier bin, kann Gott mich unmittelbar berühren. Bin ich in meinen Gedanken und in meinem Empfinden gleichzeitig hier und nicht hier, verbaue ich mir selbst das mystische Erleben. Dann gilt: Gott ist unendlich nah. Aber ich bin dauernd fern.
Wie aber lässt sich diese reine Gegenwart einüben? Wurde nicht das Leben in tausend Zeiten und Räumen unser Lebensstil? Ein anonymer christlicher Mystiker erkennt - ohne sich auf östliche Meister zu berufen, aber in unbewusster Übereinstimmung mit ihnen - die Übung des Schweigens oder des wortlosen Betens als Übung in eigener Präsenz.

»Willst du beten, vergesse alles, was du getan hast oder vorhast zu tun. Weise alle Gedanken ab, gleich ob gute oder böse. Gebrauche beim Beten keine Worte, es sei denn, du fühlst dich innerlich dazu gedrängt. ... Diese von allen Gedanken freie Aufmerksamkeit, die im Vertrauen verwurzelt und verankert ist, wird dich von allem Denken und Wahrnehmen befreien und dir nur das reine Bewusstsein und die dunkle Wahrnehmung deines eigenen Seins lassen ... Lass tiefe Dunkelheit dein ganzes Bewusstsein erfüllen und sie wie ein Spiegel sein, in den du schaust ... Halte dein Denken leer, dein Fühlen unabhängig und dich selbst in reiner Gegenwärtigkeit, damit Gnade dich anrühre und dich kräftigen kann mit der Erfahrung der wirklichen Gegenwart Gottes ... Tue nichts anderes, sondern ruhe in diesem reinen, einfachen Bewusstsein: Ich bin.«

Die Seele spricht

Ich kann nicht ungeteilt hier sein, solange ich einen Teil meines Empfindens verdränge. Die Übung der eigenen Präsenz kann erst gelingen, wenn ich hier bin, wie ich bin. Der Mystiker bejaht die eigene Seele bedenkenloser und rückhaltloser als jede andere Form religiöser Seelennähe. In der Mystik beginnt die Seele zu schreien und zu klagen, zu singen und zu tanzen. Die Seele, lange Zeit ungehört oder nur am Rande zur Kenntnis genommen, meldet sich nun behutsam - fragend, ungestüm fordernd, wie es ihr entspricht.

Nach einer langen Phase moderner Technokratie meldet sich die Seele mit wilder und wirrer Leidenschaft. Technokratie nennen wir den Versuch, sein Leben und diese Welt zu gestalten, wie wenn wir keine Seele hätten, rein aus den Möglichkeiten der Ratio heraus. Technokratie ist Macht ohne Mystik. Unsere Gegenwart erlebt - privatim und weltweit - die Krise des technokratischen Lebens. Technokratie wendet sich zuletzt auch gegen den Technokraten. Technokratie kann das Leben nur handhaben, indem sie es zerstört. In der Krise der modernen Technokratie wendet sich das postmoderne Bewusstsein zur Mystik. Diese Wende zur Mystik weckt zuerst die Seele, d. h. die nicht rationale Seite des Selbst. Sie meldet sich nach langen Jahren erzwungenen Schweigens. Kein Wunder, dass sich nun diese Seele wilder, ungestümer, heftiger meldet als je zuvor.

Der postmoderne Irrationalismus gleicht einem ausbrechenden Vulkan. Wer will da ordnen und zurückbinden? Hauptsache, die Seele spricht. Präsenz ist nicht möglich, solange wir unser Empfinden verdrängen. Mystik übt das ungeteilte Hier und Jetzt.

Tod des Ichs und die Geburt des neuen Menschen

Unmittelbarkeit verändert die Persönlichkeit des Menschen grundlegend. Die Erleuchtung lässt den leidenschaftlich Suchenden ein Buddha, ein Erwachter werden. Glaube, neutestamentlich verstanden, ist ein Sterben des alten Menschen und eine Wiedergeburt. Das Kreuz und die Auferstehung Christi zeigen deutlicher als jedes andere religiöse Zeichen die Radikalität dieser Wandlung. Der Weg der Mystik führt ans Kreuz und in die Auferstehung.

Diese Wandlung vom Ich zum Selbst lässt sich als Weg zum neuen Menschen oder als Aufleuchten der Imago Dei deuten. Durchs mystische Erleben hindurch finden wir zu uns selbst, zu unseren besten und eigentlichen Möglichkeiten, zu dem, was Gott sich von uns denkt.

Diese Wandlung bleibt nicht beim Individuum des Mystikers stehen. Sie prägt und verändert die Gemeinschaft, in der er erlebt. Sie schafft oft neue Gemeinschaft. Sie verwandelt das Verhältnis des Menschen zur Mitwelt. Die moderne Technokratie verbietet nicht nur das Gespräch des Menschen mit seiner Seele. »Wer Gefühle zeigt, ist verletzlich.« Technokratie treibt den Menschen gleichzeitig in lauter Widersprüche zu seiner Mitwelt. Technokratie ist ein Krieg gegen alles unbewusste Leben. Die eigene Seele und die unbewusste Mitwelt müssen unterworfen werden. Weil die moderne Technokratie alle Dimensionen unbewussten Lebens fürchtet und bekämpft, ruft der Mystizismus der Gegenwart besonders leidenschaftlich in dieses neue Verhältnis zum Geheimnis der Wirklichkeit in uns und in allen Formen des unbewussten Lebens. Die gleiche Not, die den Mystizismus ruft, verlangt aber auch nach Mystik, nach einer Transformation nicht nur im Spiel, nach einer Geburt eines Menschen, der ganz und ungeteilt er selber ist. Der Weg zum neuen Menschen aber ist in dieser Mystik nach wie vor die Einübung der reinen Präsenz.

Gott wird im Nichts geboren

In seiner Predigt zu Acta 9,8 spricht Meister Eckhart von der Gottesgeburt im Menschen. Das Bild gewinnt keine genauen Konturen. Es bleibt, was es war, Ahnung der Verwandlung ins Unvorstellbare. Aber auch als Ahnung führt es jeden, der sich in reiner Gegenwart übt.

»Das Licht, das Gott ist, das leuchtet in der Finsternis (Joh. 1,5). Gott ist ein wahres Licht: Wer das sehen soll, der muss blind sein und muss Gott von allem Etwas fern halten. Ein Meister sagt: Wer von Gott in irgendwelchem Gleichnis redet, der redet auf unlautere Weise von ihm. Wer aber mit nichts von Gott redet, der redet zutreffend von ihm. Wenn die Seele in das Eine kommt und darin eintritt in eine lautere Verwerfung ihrer selbst, so findet sie dort Gott als in einem Nichts. Es deuchte (einmal) einem Menschen wie in einem Traume - es war ein Wachtraum -, er würde schwanger vom Nichts wie eine Frau mit ei-

nem Kinde, und in diesem Nichts war Gott geboren; der war die Frucht des Nichts. Gott ward geboren in dem Nichts. Daher spricht er: >Er stand auf von der Erde und mit offenen Augen sah er nichts.< Er sah Gott, wo alle Kreaturen nichts sind. Er sah alle Kreaturen als ein Nichts, denn er (= Gott) hat aller Kreaturen Sein in sich. Er ist ein Sein, das alles Sein in sich hat.«

Lehrt Meister Eckhart seine Nonnen hier bloß ein paar Elemente negativer neuplatonisch-christlicher Theologie? Nichts wäre verkehrter als die theoretische Deutung seiner Predigten. Meister Eckhart beschreibt, in aller Vorsicht und Bescheidenheit, innere Wege. Im zitierten Abschnitt ist die Vorsicht des Predigers augenfällig. In der dritten Person spricht er von seinem eigenen mystischen Erleben. Und das tiefste Geheimnis seines Erlebens deutet er als Tagtraum. Im Nichts ward Gott geboren. Im Zerbrechen und Verblassen aller Vorstellungen begegnet Gott und geschieht Verwandlung. Jede Kreatur stürzt ins Nichts. Jeder Gedanke zerbirst wie eine Seifenblase. Was bleibt in dieser reinen Präsenz? Hier ist nur noch Gott als der Gegenwärtige schlechthin und als das tiefste Geheimnis des eigenen Lebens. Nur der Blinde sieht. Als Paulus - in seiner Vision vor Damaskus vom göttlichen Licht geblendet - nichts mehr sah, sah er Gott. Der blinde Paulus wird Leitbild des wirklich Sehenden. In reiner Präsenz sieht der Mystiker nichts und Gott. Sein blindes Sehen lässt ihn Gottesgeburt erleben. In ihm wird geboren, was er in Gedanken bisher in den Himmeln wähnte. Der Mystiker und Gott sind reine Gegenwart.

Die Freiheit des neuen Menschen

Vom neuen Menschen spricht der Mystiker - wie könnte er anders - auch nur in Bildern. Alle Bilder zeigen aber, dass der neue Mensch in eine unvergleichliche Freiheit findet. Besonders eindrücklich zeigt Meister Eckhart diesen Weg in die Freiheit in seiner Erläuterung von den sechs Stufen des inneren und des neuen Menschen:

»Die erste Stufe des inneren und des neuen Menschen, spricht Sankt Augustinus, ist es, wenn der Mensch nach dem Vorbilde guter und heiliger Leute lebt, dabei aber noch an den Stühlen geht und sich nahe bei den Wänden aufhält, sich noch mit Milch labt.

Die zweite Stufe ist es, wenn er jetzt nicht nur auf die äußeren Vorbilder, darunter auch auf gute Menschen, schaut, sondern läuft und eilt zur Lehre und zum Rate Gottes und göttlicher Weisheit, kehrt den Rücken der Menschheit und das Antlitz Gott zu, kriecht der Mutter aus dem Schoß und lacht den himmlischen Vater an.

Die dritte Stufe ist es, wenn der Mensch mehr und mehr sich der Mutter entzieht und er ihrem Schoß ferner und ferner kommt, der Sorge entflieht, die Furcht abwirft, sodass, wenn er gleich ohne Ärgernis aller Leute (zu erregen) übel und unrecht tun könnte, es ihn doch nicht danach gelüsten würde; denn er ist in Liebe so mit Gott verbunden in eifriger Beflissenheit, bis der ihn setzt und führt in Freude und in Süßigkeit und Seligkeit, wo ihm alles das zuwider ist, was ihm (= Gott) ungleich und fremd ist.

Die vierte Stufe ist es, wenn er mehr und mehr zunimmt und verwurzelt wird in der Liebe und in Gott, sodass er bereit ist, auf sich zu nehmen alle Anfechtung, Versuchung, Widerwärtigkeit und Leid-Erduldung willig und gern, begierig und freudig.

Die fünfte Stufe ist es, wenn er allenthalben in sich selbst befriedet lebt, still ruhend im Reichtum und Überfluss der höchsten unaussprechlichen Weisheit.

Die sechste Stufe ist es, wenn der Mensch entbildet ist und überbildet von Gottes Ewigkeit und gelangt ist zu gänzlich vollkommenem Vergessen vergänglichen und zeitlichen Lebens undgezogen und hinüberverwandelt ist in ein göttliches Bild, wenn er Gottes Kind geworden ist. Darüber hinaus noch höher gibt es keine Stufe, und dort ist ewige Ruhe und Seligkeit, denn das Endziel des inneren Menschen und des neuen Menschen ist: ewiges Leben.«

In der reinen Gegenwart geschieht neues Menschsein – radikal anders als alles, was bisher als Menschsein erlebt wurde. Die Bande der ängstlichen Rücksicht reißen, und doch setzt sich keine wilde Amoral an die Stelle der bisherigen ängstlich gehüteten Ordnung. Der neue Mensch findet in eine Freiheit jenseits von ängstlichem Gehorsam und wildem Protest. Er findet in eine Wirklichkeit, die der Ewigkeit gleicht: völlig sich selbst genügend. Da ist nichts mehr, was fehlt. Radikaler hat nie jemand die Transformation ins neue Menschsein beschrieben.

Der neue Mensch in alten Institutionen

Es verwundert uns nicht, dass viele vor dieser Radikalität zurückschrecken. Was wird aus der Menschheit, wenn viele in dieses neue Menschsein finden? Was geschieht mit uns, wenn das Spiel von Gehorsam und Rebellion nicht mehr verfängt? Und was geschieht mit den Kirchen, den Zeugen vergangener Offenbarung und den Vertretern des fernen Gottes, wenn der einzelne Mensch in reiner Gegenwart von Gott »entbildet und überbildet« wird? Welt und Kirche führen den alten Menschen durch alte Ängste und alten Zorn. Wie sollen sie den neuen Menschen führen, der beide nicht mehr braucht? Das neue Menschsein wird zur Krise der alten Institutionen. Kein Wunder, dass die alten Institutionen den Weg des Mystikers mit Argwohn betrachten. Meister Eckhart war nicht der einzige, der, die Stufen zum neuen Menschen betretend, hart an die alten Institutionen stieß.

Glauben mit allen Sinnen,
von Herzen, mit ganzer Seele, mit aller Kraft

Thesen zum mystischen Glauben

Religion nennen wir den Versuch des Menschen, seine eigene tiefste Bestimmung zu entdecken und zu leben.

Angstbesetzte Religion flieht vor einzelnen Bereichen der inneren und der äußern Wirklichkeit. Ich kann - angstbesetzt - meine Bestimmung nur leben, wenn ich zudecke, verdränge und fliehe. Diese sektenhafte, Wirklichkeit abspaltende Religion führt zum reinen Kopfglauben, zum reinen Gefühlsglauben, zum Kampf gegen Glaubensfeinde, zur Welt voller Dämonen oder gar zur religiösen Hörigkeit.

Mystik ist Religion ohne Angst. Die Begegnung mit dem unendlich nahen Gott hat Angst in Mut und Liebe verwandelt. Die unendlich nahe Wahrheit verwandelt den Menschen, der sich ihr öffnet. Sie erreicht die Tiefen des menschlichen Geistes. Der Mystiker glaubt mit Kopf und Herz und Seele. Er ist der einzig wirklich überzeugende Anhänger seines Glaubens.

Mystik - weltweit: Taoistische Mystik treibt im Strom der göttlichen Wirklichkeit. *Buddhistische Mystik* führt in die unendliche Gelassenheit und ins universelle Wohlwollen. *Hinduistische Mystik* führt ins

Einssein mit dem Seelengrund und in den kosmischen Tanz mit Gott. *Islamische Mystik* erkennt Allah als den unendlich nahen Gottesfreund. *Jüdische Mystik* erlebt die Freude am Gesetz. *Neue Esoterik* ist der Ausbruch des mystischen Erlebens in den Raum der nichtkirchlichen Religiosität, die leidenschaftliche Seelensuche aus Protest gegen die Technokratie und die seelenlose Kirche und das Vermarkten der mystischen Anliegen im Mystizismus-Markt.

Christliche Mystik ist Gottesgeburt im Menschen (Erleben der Christusgeburt), Begegnung mit dem unendlichen, nahen Reich Gottes (Erleben der Christusbotschaft) und Sterben und Auferstehen mit Christus (Erleben des Kreuzes und des neuen Menschseins). Dieser Weg mit Christus verbindet zutiefst mit den Menschen. Das Erleben des nahen Reiches Gottes wischt die Welt nicht aus. Es verwandelt die Welt zwanglos, von innen her.

Wie werde ich Mystiker? Voraussetzung fürs mystisches Erleben ist die eigene Präsenz. Augustin: »Du bist innen, ich bin draußen.« Rilke: »Wenn es nur einmal so ganz stille wäre.«

Das *Kind* ist Mystiker. Ich gehe den Weg der reinen Präsenz, den mir meine Kindheit weist. Und ich werde offen fürs Unvorstellbare. Ich höre auf, Gott zu denken.

Der bloß gedachte Gott zerbricht in der Lebenskrise. Krisen sind Tore zur tiefsten und höchsten Wirklichkeit. Erst wenn ich Gott nicht mehr denken kann, kann ich ihn erleben.

Ganzheitliches Leben schenkt den besten Rahmen für den ganzheitlichen Glauben. Ich entdecke mein »Ora et labora«.

Ich wage, um vor meinen Schatten nicht zu fliehen, periodisch den Weg in die »Wüste« und übe mich in ehrlicher Einsamkeit. Die Schatten, die mir dort begegnen, begegnen einem zutiefst betenden Menschen. Diese ehrliche Einsamkeit verbindet mich intuitiv mit allen Wesen.

Ich übe mich in intuitiver Ökumene. Die sogenannten Heiden, die Schatten meiner Religiosität, leben dort, wo ich mich am meisten entsetze. Ich lerne von den Religionen, die mich am meisten aufregen.

Wie bleibe ich Mystiker? Ich übe mich in der Kunst des lebenslangen Umdenkens. Der lebendige Gott der Bibel begegnet dem Menschen immer anders als erwartet. Ich begreife Gott nie. Aber ich lasse mich ergreifen. Und ich finde in Erfahrungen, die mir die biblische Botschaft immer tiefer erschließen und mich wacher werden lassen für mein Hier und Jetzt.

Anmerkungen

1 William Johnston, Hrsg., Der Weg des Schweigens, 1979, 32ff
2 Meister Eckehart, Deutsche Predigten und Traktate, 1979, 332
3 Meister Eckehart, a. a. 0. 142f

ANHANG

Das 12-Schritte-Programm

Nachstehend findet sich der Text des 12-Schritte-Programms, das ursprünglich von den Anonymen Alkoholikern kommt, übertragen auf emotionale Störungen. Es eignet sich deshalb auch für andere Störungen oder Symptomdominanten unterschiedlichster Art, weil es sich dabei nicht um ein Anti-Alkohol-Programm, sondern um ein Nachreifungsprogramm handelt. Nur der erste Schritt benennt die Störung als Ausgang (Kapitulation). Die weiteren 11 Schritte beinhalten die Eröffnung eines spirituellen Genesungsweges zu einem nüchternen, erfüllenden Leben.

Die Zwölf Schritte der EA (Emotion Anonymous)

1. Wir haben zugegeben, dass wir unseren Emotionen gegenüber machtlos waren, dass unser Leben nicht mehr zu meistern war.
2. Wir haben die Überzeugung gewonnen, dass nur eine Macht - größer als wir selbst - uns unsere geistige Gesundheit wiedergeben könne.
3. Wir haben den Entschluss gefasst, unseren Willen und unser Leben der Sorge Gottes, wie wir ihn verstanden, anzuvertrauen.
4. Wir haben von uns eine gründliche und furchtlose Gewissensinventur gemacht.
5. Wir haben Gott, uns selbst und einem anderen Menschen die genaue Art unserer Verfehlungen eingestanden.
6. Wir waren völlig bereit, alle diese Charakterfehler von Gott beseitigen zu lassen.
7. Demütig haben wir ihn gebeten, uns von unseren Mängeln zu befreien.
8. Wir haben eine Liste aller Personen aufgestellt, die wir verletzt hatten, und sind bereit geworden, dies wieder gut zu machen.
9. Wo immer möglich, haben wir diese Menschen entschädigt, es sein denn, sie oder andere würden dadurch verletzt.

10. Wir haben unsere persönliche Inventur fortgesetzt, und wenn wir unrecht hatten, gaben wir es sofort zu.
11. Durch Gebet und Besinnung haben wir versucht, unsere bewusste Verbindung zu Gott, wie wir Ihn verstanden, zu verbessern, und haben um die Erkenntnis dessen gebeten, was er mit uns will, und um die Kraft, dies zu tun.
12. Nachdem wir durch diese Schritte ein spirituelles Erwachen erlebt hatten, versuchten wir, diese Botschaft weiterzugeben und diese Grundsätze auf all unser Tun anzuwenden.

DIE AUTOREN
in der Reihenfolge der Beiträge

ALFRED MEIER, geboren 1947, verheiratet seit 1971 mit der Theologin Claire Meier-Mahler, Vater von zwei Söhnen und einer Tochter). Seit 1977 zusammen mit der Ehepartnerin Gemeindepfarrer in Seuzach/ Zürich. Nach einer kaufmännischen Ausbildung Matura in Basel 1971/73. Studium der Theologie in Basel, Kiel und Zürich. Schon während des Studiums starkes Interesse an Pastoralpsychologie und therapeutisch-seelsorgerlichen Themen.

Aufgewachsen in einem kleinbürgerlichen, biblizistisch-fundamentalistischen Elternhaus, war das Theologiestudium für ihn ein erster Emanzipationsschritt. Eine nach vorherigen, heftigen psychosomatischen Störungen 1984 ausgebrochene Erschöpfungsdepression zwang ihn erneut, sich loszulösen von Vergangenem. Durch die vielen Begegnungen, Kontakte und therapeutischen Bemühungen in der Klinik Bad Herrenalb 1987 wurde bei ihm ein bis heute andauernder Genesungsprozess eingeleitet.

Dr. med WALTHER H. LECHLER, geb. 1923, ist Neuro-Psychiater und Psychotherapeut. Würzburg, Paris, München, Bern und die USA waren Stationen seiner Ausbildung. Er war 18 Jahre lang Chefarzt der Psychoso-matischen Klinik Bad Herrenalb. Dort entwickelte er zusammen mit seinen Kollegen und den »Gästen« seiner Klinik das »Bad Herrenalber Modell«. 1989 gründete er den »Förderkreis für Ganzheitsmedizin e. V. Bad Herrenalb«. Neben seiner Privatpraxis hielt er Vorträge und Seminare in Europa und in den USA.

RUDOLF MRAZ ist Ehemann, Familienvater, Arzt und Psychotherapeut - und das alles in freier Praxis.

Sein Anliegen als Therapeut ist es, dem Menschen, der sich als »krank« erlebt, hinter der Alltäglichkeit seiner Symptome das *Überwältigende* nicht begriffener geistiger Erfahrung aufzuzeigen.

In seinen Vorträgen und seinen therapeutischen Interventionen stellt er das Unwohlsein des einzelnen Menschen in den Zusammenhang gesellschaftlich-kultureller Bewusstseinskrisen. Persönliche Krisen versucht er als Ausdruck eines kulturellen Ringens um die durchchristete Wahrnehmung der eigenen Realität zu deuten, um sie damit in einen erlösenden Zusammenhang zu stellen.

Dr. med. KONRAD STAUSS, Arzt für Psychiatrie und Neurologie, Psychotherapie, ist 1943 in Tübingen geboren. Er studierte in Münster, Tübingen, Heidelberg und Wien Humanmedizin. Seine psychiatrisch-neurologische Ausbildung absolvierte er in einem großen psychiatrischen Landeskrankenhaus in Westfalen. Danach war er in der Psychosomatischen Klinik in Bad Herrenalb unter der Leitung von Dr. Walther Lechler tätig. Anschließende arbeitete er u.a. unter Professor Schrenk im Institut für Psychotherapie an der Universität Homburg. sowie als Leitender Arzt der Klinik für Psychosomatische Medizin in Grönenbach. Seit vielen Jahren beschäftigt er sich mit der Integration von Spiritualität in die Psychotherapie und mit der Entwicklung des stationären Behandlungsmodells für sogenannte Frühe Störungen.. An der Süddeutschen Akademie für Tiefenpsychologie bildete er Ärzte für den Zusatztitel »Psychotherapie« aus. Bücher von Konrad Stauss: »Neue Konzepte zum Borderline-Syndrom: Das Grönenbach-Modell. «1993, und »Bonding Psychotherapie. Grundlagen und Methoden« 2006.

HORST ESSLINGER, geb. 1943, Studium der Medizin in Erlangen, Kiel und Wien. Arzt für Psychiatrie/Psychotherapie. Seit 1969 klinisch tätig im Bereich Psychosomatik, Psychiatrie und Sucht, davon zwölf Jahre zusammen mit Dr. Walther H. Lechler in der Psychosomatischen Klinik in Bad Herrenalb. Danach u.a. Chefarzt der Sierra-Garmisch-Klinik und der Hochgrat-Klinik Wolfsried, Stiefenhofen im Allgäu, einer Klinik für psychosomatische Medizin.

DR. JIRINA PREKOP, geb. 1929 in der Tschechoslowakei, ist Diplompsychologin und Lehrerin. Sie war lange tätig in der Abteilung für Entwicklungsstörungen der Kinderklinik Olgahospital Stuttgart.

Schwerpunkte ihrer Arbeit sind: Krisen als Chancen, Störungen der Bedürfnisse nach Bindung und mütterliche Liebe und daraus entstandene zwanghafte Abhängigkeiten, unter anderem frühkindlicher Autismus und Herrschsucht, das »Festhalten« als Urform der Babybetreuung, der Nächstenliebe in Krisen und als Primärtherapie.

Veröffentlichungen: »Wir haben ein behindertes Kind«, 1979, »Der kleine Tyrann«, 1988, »Hättest Du mich festgehalten«, 1989, Jirina

Prekop/Christel Schweizer, »Kinder sind Gäste, die nach dem Weg fragen«, 1990, »Unruhige Kinder«, 1993, Christel Schweizer/Jirina Prekop, »Was unsere Kinder unruhig macht«, 1991.

DR. EUGEN DREWERMANN, 1940 in Bergkamen geboren, Studium der Philosophie in Münster, der Theologie in Paderborn und der Psychoanalyse in Göttingen. Reiche Vortragstätigkeit und psychotherapeutische Einzelgespräche. Zahlreiche Buchpublikationen.

ANSELM GRÜN Geboren 1945 in Junkershausen/Rhön, Abitur 1964 in Würzburg. 1964 Eintritt in die Benediktinerabtei Münsterschwarzach, dort Noviziat. Studium der Philosophie und Theologie in St. Ottilien, Rom und Würzburg. 1971 Priesterweihe. 1974 Promotion zum Dr. theol. »Erlösung durch das Kreuz. Karl Rahners Beitrag zu einem heutigen Erlösungsverständnis«. 1974-76 Studium der Betriebswirtschaft in Nürnberg. Ab 1976 Cellerar der Abtei (Verwalter), außerdem Kurse, Meditationskurse, Traumkurse, Fastenkurse usw. 1991 geistlicher Leiter des Recollectiohauses (für Priester und Ordensleute in Krisensituationen), Zahlreiche Buchpublikationen.

HILDEGUNDE WÖLLER, geb. 1938, evangelische Theologin, war lange Lektorin im Kreuz Verlag Stuttgart. Freiberufliche Tätigkeit im Bereich Publizistik und Erwachsenenbildung. Veröffentlichungen über religiöse, feministische und tiefenpsychologische Themen, u. a.: Ein Traum von Christus, Vom Vater verwundet, Unten an der Himmelsleiter, Das wiedereröffnete Paradies, Aschenputtel.

GEORG SCHMID. Geboren 1940 in Chur. Studium der Theologie und Religionswissenschaft in Zürich, Bern, Basel, Rom und Alexandria/USA.

Pfarrstellen in Trimmis, Says, Haldenstein und Greifensee (Schweiz). Lehrer für Religion und Methodik des Religionsunterrichtes am kantonalen Lehrerseminar in Chur, Direktor des evangelischen Lehrerseminars in Zürich. Mitglied der theologischen Kommission des Schweizerischen evangelischen Kirchenbundes und der oekumenischen Arbeitsgruppe »Neue religiöse Bewegungen«.

ZWÖLF SCHRITTE GRUPPEN

(Stand 2009) Bitte informieren Sie sich im Internet.

Anonyme Alkoholiker Interessensgemeinschaft e.V.
Lotte-Branz-Straße 14 80939 München
Tel. 089-316 95 00 Fax. 089-316 51 00
E-Mail: aa-kontakt@anonyme-alkoholiker.de www.anonyme-alkoholiker.de

ÖSTERREICH
Anonyme Alkoholiker AA
Zentrale Kontaktstelle, Region Mitte
Tel. Auskunft: 0662/35218, tgl. 19.30-21.30
Alkohol-Beratungsstelle der Bezirkshauptmannschaft (Sozialamt)
Dr. Adolf-Schärf-Platz 3/2. Stock 5400 Hallein

SCHWEIZ
Hotline Anonyme Alkoholiker Schweiz – 0848 848 885 (24h)
Zentrale Dienststelle der Deutschen Schweiz
Wehntalerstrasse 560 8046 Zürich
Telefon 044 370 13 83 Fax 044 370 13 84 info(at)anonyme-alkoholiker.ch

Al-Anon Familiengruppen,
Al-Anon / Alateen Zentrales Dienstbüro
Emilienstr. 4 D-45128 Essen
Telefon: 0201 - 77 30 07 Telefax: 0201 - 77 30 08
ZDB@Al-Anon.de Homepage AA: www.anonyme-alkoholiker.de

Narcotics Anonymous
NA Service Komitee Postfach 11 10 10 64225 Darmstadt
mail: info@narcotics-anonymous.de

Anonyme Spieler (GA) Interessengemeinschaft e.V.
Eilbeker Weg 20 22089 Hamburg
Tel. : 040-209 90 09 Fax : 040-209 90 19
E-Mail: verein@anonyme-spieler.org ww.anonyme-spieler.org

Emotions Anonymous (EA) Selbsthilfegruppen für emotionale Gesundheit EA-Kontaktstelle Deutschland und Österreich
Katzbachstraße 33 10965 Berlin
Tel: (+49) (0) 30 - 7 86 79 84 Fax: (+49) (0) 30 - 78 89 61 78
info@emotionsanonymous.de

EA Kontaktstelle Schweiz und Fürstentum Liechtenstein
Post: Postfach 228, CH-4016 Basel
Tel.-Auskunft: (+41) (0)79-684 45 12 (Anrufbeantworter)
e-Mail: ea.info@gmx.ch (Christoph)

AS (Anonyme Sexsüchtige)
Postfach 1262 76002 Karlsruhe
Tel.+49(0)175- 7925113 Email: info@anonyme-sexsuechtige.de

S-Anon Deutschland
Postfach 110545 28085 Bremen
Tel: 0175-6840010

SLAA (AL) Anon. Beziehungssüchtige
(Sex- and love addicts Anonymous)
Brodersenstr. 85 81929 München

CODA (Anonyme Beziehungssüchtige)
Krippfeldstr. 4 82110 Germering
Tel./Fax 089-8418872

Anonyme Arbeitssüchtige (Workaholics A.)
Am südlichen Turm der ev. Stadtkirche in KA am Marktplatz,
Eingang von der Pfarrer-Löw-Strasse, 76133 Karlsruhe
Tel: 0721/670219 Email: karlsruhe@arbeitssucht.de

MTC - Make Today Count –
Selbsthilfegruppe für lebensbedrohlich Erkrankte
An der Halde 3 87463 Schrattenbach
Tel: 08374/9978

Overeaters Anonymous
Selbsthilfegruppe für Menschen mit Essstörungen (Ess-Sucht, Ess-Brechsucht, Magersucht) Arbeit mit dem 12-Schritte-Programm der Anonymen Alkoholiker
Postfach 106206 28062 Bremen
Tel.: 0421/327224 Fax: (02151) 77 94 99 ww.overeatersanonymous.de

SCHWEIZ
Overeaters Anonymous
Postfach 2371 8021 Zürich
Tel.: +41 (031) 332 34 52

KLINIKEN (die Elemente des Bad Herrenalber Modells einsetzen) (Stand 2009)

Klinik Bad Herrenalb GmbH
Fachklinik für Psychosomatische Medizin
Kurpromenade 42 76332 Bad Herrenalb
Persönliche Beratung gebührenfrei: Mo.- So. 8.00 - 20.00
Tel: 0800 - 47 47 204 Fax: 0800 - 47 47 209
Email: info@klinik-bad-herrenalb.de

Hochgrat Klinik Wolfsried
Reisach GmbH & Co KG
Klinik für psychosomatische Medizin und Therapie,
Wolfsried 108 88167 Stiefenhofen
Tel.08386-2072, Fax -4107 http://hochgrat-klinik.de

Klinik für Psychosomatische Medizin Bad Grönenbach/Allgäu
Sebastian-Kneipp-Allee 3 a 87730 Bad Grönenbach
Tel.: 08334 / 981-100 oder -300 Fax: 08334 / 981-299
Email: info@kliniken-groenenbach.de ww.kliniken-groenenbach.de

Adula-Klinik Oberstdorf Dr. Godehard Stadtmüller
In der Leite 6 87561 Oberstdorf
Tel.: 08322 709-0 E-Mail: Godehard.Stadtmueller@t-online.de

Privatklinik Bad Zwischenahn
Chefarzt Dr. Friedrich Ingwersen
Seestraße 2
26160 Bad ZwischenahnTelefon: (0 44 03) 97 91-0
Hotline: (01 72) 39 38 157 E-Mail: info@privatklinik-zwischenahn.de

---